U0351914

睡着
也塑身

超越心灵减肥法

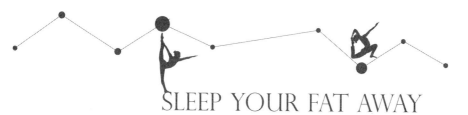

SLEEP YOUR FAT AWAY

The Breakthrough Discovery In Weight Loss
And Fitness! Or Train Your Brain And Lose
Weight Effortlessly!

〔荷〕乔伊·马丁纳、罗伊·马丁纳博士 / 著

李戈泉 / 译

中国青年出版社

平静从我开始……

谨以此书献给世界上所有因长期食用现代加工食品而造成营养不良，以及因缺乏食物而正在挨饿的孩子们。

　　我们的心与他们在一起，我们承诺睡眠减肥项目的部分收益将用于帮助年轻一代拥有更健康、幸福的人生！

致　谢

感谢我们的父母所给予的无尽的爱与支持。感谢你们在养育我们的过程中所做的奉献。感谢你们激励我们重视自己的健康和幸福，做出明智的选择并且为最好的生活而努力。

感谢我们的孩子：桑瑞、乔伊、雅各伯、乔治和格蕾丝，感谢你们来到我们的生命中，并且让我们照见自己。我们对你们的爱远胜过你们所知道的。

还要感谢希拉·格兰杰，是她鼓励我们将虚拟胃束带法推向一个崭新的层次！

免责声明

睡眠减肥提供了关于减肥的主要信息，其中包含了经过特别设计的运动、视觉观想、生活方式的改变以及被公认是支持健康减肥的行为方式。然而，每个人都是独一无二的，本书内容有可能不适合你个人的身体或心理状况。睡眠减肥程序不提供针对身体疾病而产生的治疗或疗愈上的医学建议或意见；你不应该依赖睡眠减肥程序的任何资料作为预防、治疗或疗愈任何疾病的方法。如果你有任何身体状况或关于这个程序的疑虑，请咨询持证的专业健康顾问。睡眠减肥程序的设计是为了教你如何运用心理学的方法和健康的饮食习惯来推动你的减肥计划。睡眠减肥程序中的任何信息或者供下载的有声软件包中出现的意见、建议、预防措施、治疗或疗愈等方法都不应该被视为传统医学或其他治疗的意见，即使它看起来像是那样。作者强烈建议你在开始使用睡眠减肥程序或该程序的下载资料前，与熟悉你具体情况的持证医师确认该程序是否可行。

不保证：睡眠减肥程序提供一个系统，但该系统资料无论是明示或暗示，都"不作为"任何类型的保证，包括但不限于对适销性、健康、疗愈或减重方面的保证。

反病毒：作者不保证您在睡眠减肥网站的操作会毫无失误，不保证其网站系统及其服务器不受电脑病毒或其他有害机制的侵扰。

如果您在使用睡眠减肥网站或睡眠减肥资料时，您的相关设备或数据库损坏而需要维修或更换，本书作者及其同事不承担这些费用。

健康和体重一向都是个人的责任：唯有你才能对自己的健康负责。使用睡眠减肥程序是你自己的选择并将由您自己承担风险。睡眠减肥程序的资料并不意味着给你所有保持健康苗条身材、正向思维和有关心灵的信息。有许多其他的选择和替换教程，可能同样或更适合你。探究所有选项和选择的可行性是你的责任。睡眠减肥程序的资料包括指定练习的描述和示范、引导冥想以及有声程序的运用。你有权决定是否将它们纳入你的日常作息。我们对此产品或出版物的描述或引用并不作为该产品或出版物的认可保证。

责任范围：你或其他人在使用或试图使用睡眠减肥程序或本书中的任何信息或本书附带的有声程序和资料时，所引起的任何侮辱、伤害或死亡，无论你是否按部就班地使用睡眠减肥程序中所有的教导或指令，在以上情况下，本书作者和出版商、附属和加盟公司及其各自的董事、股东、管理者、雇员、顾问、代理商、授权商和其他捐助者都不承担责任。

对于与睡眠减肥程序资料有关的任何间接的、随之引起的、特殊的、附带的或惩罚性损害以及与此有关的任何错误或遗漏，本书作者及其同事不承担责任。

睡眠减肥程序对基于该程序或程序资料的最大赔偿仅限于该程序的原版或译版出版之日的零售价格。当然，因为有些地区和国家不允许排除或限制随之引起或附带损害的责任，上述限制有可能不适用于你。

目 录

关于作者
乔伊·马丁纳和罗伊·马丁纳

睡眠减肥程序是多年研究、测试和技术改良的结果，它是为训练你的大脑像天生苗条的人那样起反应而设计的。整件事要从罗伊讲起，出生时的窒息造成了他的早期脑损伤。窒息意味着缺氧，罗伊出生时通体发蓝，必须抢救，在隔离病房中度过了几天才复原。

先天性肥胖

罗伊绝对是个胖娃娃，实际上，他当时是医院里最重的婴儿。在罗伊很小的时候，他就开始努力抗争要夺回生命的控制权。6岁时，他就表现出攻击性和愤怒，常常因为跟那些嘲笑(欺负)他的孩子们打架而被训斥。

透过体育运动战胜肥胖

罗伊6岁时，在一位心理医生的建议下，被送去学习柔道(一种武术)，以此处理他的愤怒。这招很有效，罗伊在教练的指导下苗壮成长，教练就像是他的导师。他学会了如何尊重他人，同时学习与他的愤怒情绪相处，渐渐成长为一个快乐的孩子。

然而，有两个领域他还是无法成功：先天肥胖和注意力缺乏的问题。罗伊当时好动又自卑，他在10岁时开始节食，每天运动2~3个小时，这使他成功减重并逐渐变得更加苗条和优秀。罗伊当时在武术、乒乓球、网球、游泳和空手道的比赛中获得了400多场胜利。

探索睡眠程序

11岁时，罗伊在课堂上仍然有注意力无法集中的问题。他决定做一个实验。1964年，他在做家庭作业时开始将所有必须学习的课堂资料录制到一盘录音带里，那个时候的录音机就可以录很长时间，你可以轻松地一次录上好几个小时。到了晚上，他就戴上耳机听这些录音进入梦乡。结果是惊人的——他可以瞬间完全复述出录音带中的所有内容。无论什么主题，数学、地理、历史、书籍、语言——所有录制在录音带里的信息，他都能在任何指定的时间迅速地调出来，这使他一跃成为班上最顶尖的学生，他的智商测定为被称为天才的水平。罗伊以他们校史上最优异的成绩毕业，其中一些记录至今(截至2014年)都无人打破。

13岁时，罗伊开始对心理学和个人成长感兴趣，于是开始在他的录音带中添加自己对生活的其他领域有积极建议的内容。他的主要兴趣在于运动，睡眠程序使他有更大的激情与耐力来提高他在网球、武术以及其他所有参与的运动上的技能。他是首个在运动、语言、数学各方面都出类拔萃的全能学生，他以班上最好的(优等生)成绩毕业，而且还是网球、柔道和乒乓球比赛的冠军。

大学和睡眠程序

罗伊在大学时选修医学，并将睡眠程序应用在他的医学学习上，22岁成为荷兰最年轻的优等毕业生之一。他还获得了欧洲柔道冠军、空手道冠军、拳击冠军，在超过150场打斗赛中胜出。所有这些成功都仰赖于他对睡眠程序概念的使用。

整体医学(Holistz Medicine)和睡眠程序

在传统医学的学习之后，罗伊继续研究自然医学，并成为一名整体治疗医生，他运用针灸、顺势疗法、草药、辅助疗法和营养学帮助超过10万名慢性病患者恢复健康。他还帮助人们减肥并保持多年不反弹。

2012年，乔伊和罗伊经由催眠发现了一项新技术，并决定在睡眠程序的概念中试验这项技术。结果，在欧洲的上百名客户中取得成效，一种帮助人们减肥并远离肥胖的新方法诞生了！罗伊用它让自己成功减重超过18公斤。

更多信息

我们鼓励和帮助你训练你的大脑、打开心扉、滋养心灵，我们将毕生的精力奉献给为人们提供自助的实用工具来改变他们的生活。我们相信你能活出你的潜能。纵使你曾经放弃过，我们知道你可以在睡梦中减肥并成为一个自然苗条的人。

我们是

• 健康食品的推崇者(我们喜欢美食和享受生活！)

• 解决问题的专家

• 从不带怒气上床睡觉的人

我们清楚以下感觉

• 对甜食上瘾

• 憎恨自己的身体

• 感觉自己很差劲，因为又一次节食失败

• 痛苦的渴望

• 超重

我们曾经历过这些，我们解决了这些问题，我们打了胜仗。今天，我们健康、快乐、身材苗条，你同样也可以做到，我们就是来帮助你的。

乔伊·马丁纳是一位极速改变（Rapid change）教练、克里斯塔林训练法(Chirstallin Method Training)的创始人、催眠大师和训练师教练，她热衷于帮助人们赢回自己的力量，乐于为受困的人们指明出路，激励他们重新享受生活。

• 她的参与基于她能够与潜意识心灵连接，并直指问题的核心；将那些被患者自己隐藏起来的信息挖掘出来，并且在源头将问题改正。

• 她也是一位商业战略顾问，帮助企业做出提高业绩和利润的战略选择。

• 她是6本书的合著者，她领导着国际克里斯塔林神谕网络(ICON)，一个持续探索和研究未来时代的神谕奉爱团体。

乔伊过去吃大量的巧克力也不觉得恶心，有段时间没有一天不吃巧克力。她深受情绪不稳、烦躁和疲劳之苦，这一切都源于过量摄入糖分造成的血糖水平高度波动。今天，她完全放弃了甜食和加工食品，变得更健康，更快乐，比以往任何时候都更具活力。感谢睡眠减肥程序让乔伊消除了对完美的执着，并仍然惊讶于如此毫无痛苦地达成了目标！

罗伊·马丁纳是世界著名的整体医疗博士、欧洲整体思想第一领导者、畅销书作家、欧米伽疗法创始人，他与乔伊一起在世界各地就许多不同的主题进行教学。

• 他撰写了超过70本书，许多书被翻译成10种以上语言。他的畅销书之一名为《情感平衡》（稻草屋出版公司），你可以在亚马逊网站找到这本书。

• 罗伊热衷于研究健康、长寿和健身，并将他所学习的融入欧米伽疗法。

• 他在世界各地教学25年以上，训练了超过250 000人，其中包括医生、教授、治疗师、教练和管理者们。

罗伊曾有一段很长时间的节食经历，作为一个对一切与健康有关事宜的狂热探索者，他愿意尝试这个地球上几乎所有的食物和有可能的替代物，他曾经精通溜溜球瘦身术，罗伊热爱运动的原因就是运动能够保持自己的体重不会暴涨。睡眠减肥简直是在与自己体重的持久战中救了他的命。罗伊在6个月内减掉了18公斤，自那以后都保持理想体重，没有战争，没有被剥夺的感觉，取而代之的是充沛的能量与活力！

你想知道如何通过睡眠减肥吗？

你准备好成为一个自然苗条的人吗？那么至少读到第八章，你就能找到答案！你不会后悔的——我们保证！

如果你不是那种狂热的读者，或者没有读完全书就想知道结果，那么你可以马上开始！直接读简介，踏上你的健康、幸福、轻盈之路！

前言
掌握心灵力量的秘密，你就可以掌握你的人生！

身体——灵魂——心智

当你来到这个世界，你就被赋予了一个具有高度自我疗愈功能的有机体(身体)，而你的灵魂(不管那是什么)让这个有机体成为生命体，同时在你的大脑中有个类似计算机一样的系统开始运作，我们称之为心智系统。

训练你的大脑(心智系统)

你的心智系统帮助你适应任何你所遇到的状况。就像原始的农耕社会，父母亲教他们的孩子如何务农，猎人们则教他们的孩子如何打猎。现代社会，我们有三个教育系统同时运作：父母(你的主要人格模板)、师长和同龄人(你的次要人格模板)，还有就是媒体(电视、电影以及其他各种媒体)。随着媒体越来越数字化，人类受到数字生活的影响也日趋年轻化。而这三个系统创建了我们现实世界中所谓的思维模式、反应机制和行为模式。

0~7岁创建自我形象

你的父母、同龄人、环境、宗教信仰、媒体、阅读等将影响你的行为模式、思维进程，最终形成你的自我形象！你所表现出来的不是真正的你，而是你以为自己是的样子。你的自我形象不是真正的你，那是建构在你的生活经历、被灌输的信念以及你为自己的经历所赋予的意义之上的头脑假象。

数字化生活：错误的大脑训练法

新科技给我们带来了许多新的机遇，并且在很多方面让生活变得更轻松和快捷。然而，这也意味着对我们，特别是年轻一代的自我认知所带来的巨大危机。数字化的新科技是否真的行得通？我们是怎么不知不觉被影响的？这些问题值得好好研究，结果也将意义深远！

瞬息万变的电子技术正蚕食着我们的头脑和心灵。注意力涣散（整个世界陷入过度活跃和躁动）、缺少运动、情感淡漠、情绪失控、思想偏执、听力下降（高分贝的耳机）、手机辐射、社交孤立（网络社交的盛行，造成年轻人几乎足不出户）、睡眠障碍、剽窃抄袭、内分泌失调、空虚、自闭症和儿童肥胖症，这一切都以前所未有的速度迅猛增长着。

过去只在40岁以上人群出现的晚期Ⅱ型糖尿病，如今在超重青少年中频频发生。高强度的压力导致人们在网络上和现实中的激进言论和过激行为增多，言行礼仪、同情心和同理心却在日益消失。

预防胜于治疗

身为父母，你必须知道这一点，不要让婴幼儿过多接触电子产品，在3～6岁时每天不超过2小时，接触时间增长幅度越慢越小越好。与其整天对着电子屏幕，不如让孩子多做些户外活动、有氧运动，呼吸新鲜空气，散步，交朋友，聊天谈心，做家务，养宠物，整理花园，学习烹饪、绘画、音乐，等等。当然，这比起递给他一个平板电脑要麻烦得多，却会让他受益终生。

能够将孩子们从游戏上瘾症的伤害中拯救出来，真是个福音。对于一代人的心理健康来讲，预防和减少电子产品过度消费所带来的后果还不算太迟。记住：你不必孤军作战。明智的父母看重和孩子在一起的品质而不只是时间多少，让你跟孩子一起度过的每一分钟都充满意义。假如你没有足够的时间，那就聘请有经验的老师、教练，以积极正能量的方式来引导你的孩子获得游戏的乐趣。

数字技术：善用它来训练你孩子的头脑(……和你自己的头脑！)

我们也可以善用电子技术，使之成为我们的优势。我们四岁的女儿格蕾丝就已经在睡眠程序中受益了。我们有几个有声课程是给她听的，其中一个是专门为孩子们设计的，让他们透过一个神奇的世界之旅而学会自尊、自爱和付出。格蕾丝听得懂德语和英语的课程，她也很乐于选择自己想要的项目。那些充满积极建议，能够迅速提升她的自我疗愈力的程序也是她的最爱。自从她开始在睡觉时聆听这些积极的讯息，我们就看着她逐渐像花朵般盛开，成为更开心、更有爱和更开朗的人。格蕾丝很少感到恐惧且拥有足够的自信，她是如此喜爱睡眠程序，以至于当我们一起旅行而忘带这些程序时，她就会大吵大闹。格蕾丝的幼儿园现在也会在午休时给他们播放睡眠程序，孩子们热爱他们的"睡前故事"！

我们十几岁的大孩子也有专属于他们的睡眠程序。自从他们开始在晚上训练大脑，他们的成绩也大大提高了。我们夫妻俩每晚也有自己的睡眠课程，我们会在这些主题中选择：爱的关系、停止破坏行为、促进成功和财富、增进健康与自我价值等。

我们热衷于创造无限的可能性，并不断研发新的程序，使更多的人们能够接触到睡眠程序，这样他们也可以开始这趟提升生命品质的永续进程。

最大的痛苦就是自我惩罚(业力)

业力是一个有时会被过度使用的词，并且通常被放在"神灵"的盒子里，其实业力并不神秘：简单地说就是"你选择的结果"。你的每个选择都会造成一个结果，无知使你的选择受限，长期违背身体的智慧将导致痛苦，有的已经在短期内显现出来，大部分被称为与衰老有关的疾病其实都是错误选择的后果。以老年痴呆症为例，它是由于脑回路中有斑块而造成的，如果患者知道正确的做法，是可以预防的。长寿有一部分原因在于遗传基因，其余取决于知道什么是该做的，减肥就是其中之一！

由于不了解如何掌控你的身体和心灵，你将成倍地增加痛苦不适的概率，降低长寿的基因潜能，吸引不必要的负面状况。

这也可以称为是"心理—物理"业力，是你的生活方式累积影响的结果。

我们的承诺

透过这本书和我们所创造的心灵程序——"睡眠减肥"，你将获得改变你与自己的身体、体重、食物和饮食习惯关系的工具，你可以变得苗条并终生保持！

你将有能力延长你的寿命，并保持苗条、健康和幸福。运用你心灵的力量，你能够改变你的饮食习惯，解决超重的问题，最后前所未有地享受运动，这一切都取决于你是否愿意，我们将为您提供简单、有效和方便易行的工具。

只需要三个步骤：

1．阅读这本书，确保你了解所有的原则

2．遵循指导

3．获得睡眠减肥程序，开始行动

我们知道，如果你这么做，你一定会成功，不需要节食，不需要药物，也不需要用有氧运动来杀了你自己。

乔伊·马丁纳与罗伊·马丁纳

简介

疯狂定律：为什么日常饮食、药物、
运动习惯以及意志力导致了你的失败

爱因斯坦说："疯狂定律就是一次次地重复同一件事，却期待得到不同的结果！"

我们的母亲是节食专家

罗伊常常在工作坊中开玩笑说："我的母亲减掉了超过一头成年大象的体重，不幸的是，她又将它们增加了回来！"我们两人的母亲尝试了超过40种不同的饮食计划，已经成为各种食物及其类别差异的"百科全书"了。

罗伊的妈妈多年以来都参加着"体重观察家(Weight-wact-ders)"的活动，这是唯一支持她减肥之路的体系，但她一旦停止参加团体疗愈，溜溜球效应便又回来大行其道了。

乔伊的妈妈

打从我记事开始，我的母亲就在节食。我清楚地记得，在家庭晚餐时间，我们的盘子都装满了食物，只有妈妈的除外，她晚上的所有食物就是半个葡萄柚。我是在看着我美丽的母亲与她的体重斗争的过程中长大的，她会克制自己一段时间，这么做时是痛苦的，一旦她失去毅力，就又陷入老习惯中，她超重的体重将直接导致她的自信下降，正如她憎恨超重一样，她对任何关于她的身材的谈论

(甚至有人望一眼)也变得越来越敏感，但同时她又不接受任何形式的帮助。看着这么棒的一个女人因为减肥而身形憔悴，因为过量脂肪而出现健康问题，作为女儿的我又不能为她做任何事，这真叫人心碎！当我终于能够并且被允许去帮助她时，事情改变了。最终，我亲爱的妈妈成功破除了暴饮暴食的破坏性模式，成了今天的她——一位健康、苗条、快乐的女士。当我们收到她的使用感言时，你可以想象我有多兴奋："我是饮食专家，在我多姿多彩的人生中，所有人们介绍的饮食法没有一种我尚未尝试过的，我计算食物的卡路里、焦耳数、脂肪含量、碳水化合物和纤维含量，我将碳水化合物从蛋白质中分离出来，我吃富含蛋白质的肥肉，我也做过彻底的素食主义者，还很享受地中海饮食，你们只是随口说说的方法我都亲自尝试过。我的体重来回反弹，比蹦蹦床还夸张，多年来，我肯定减掉了超过一头小象的体重，而它们又全部反弹了回来，这些听起来很耳熟吧?

"睡眠减肥程序是唯一向我证明能够获得并保持令人自豪的身材的计划。最初，我对此程序表示怀疑，但是从几周变为几个月，我开始享受这种完全不费力的减肥，不仅仅是那些可怕的饥饿之苦消失了，而且我还有如此多的活力，我甚至重新开始跑步，并且乐在其中。我发现我会自动选择多吃蔬菜和水果，不再渴望甜食和巧克力，我的体重持续匀速下降；我从未觉得我'正在节食'。睡眠减肥程序成为一种生活方式，而我感觉棒极了。"

希尔维亚：意大利健康教练

不仅仅是我们的母亲有这样的故事，我们在那些曾经无数次尝试节食和药物的客户那里也曾不厌其烦地听到同样的故事，其中一个典型的例子来自意大利的希尔维亚，她来参加我们的工作坊学习睡眠减肥，我们认识希尔维亚好些年了，并且我们看出来，她作为一个教练，如果能减轻一些体重的话将会更快乐。希尔维亚当时38岁，她的故事是这样的：我在第二次怀孕(当时28岁)时开始对甜食上瘾并且日夜沉迷。在意大利，我们认为，怀孕期间亏待了孕妈妈就等于亏待了胎儿，因此你有足够理由放纵自己的需求而毫无内疚，而我充分利用了这一点。到怀孕末期，我的体重增加了15公斤，等到哺乳期间，我又疯狂地爱上了奶酪，没的说，我又沉溺在大量的奶酪中。要知道，我们意大利人多么爱奶酪啊！

最后，希尔维亚超出正常体重19公斤，她参加过"健康人生"，采用过阿特金斯节食、传统节食，还有其他至少10种都无济于事的减肥方法。故事总是一样的：最初，一切都进展得非常棒，她迅速地减轻了体重，但是3~4周之后，她失去毅力，于是又开始暴饮暴食，接着感到内疚，觉得自己就像个废物，不久就彻底放弃了。希尔维亚还尝试过催眠、针灸和运动减肥，但都以失败告终，此时她已经超出正常体重26公斤！生活对她来说变得麻烦了，因为作为一个教练，她觉得自己太失败，业务也不像之前那样多了，对她来说，整个故事最痛苦的部分(说到这里她哭了)是她不得不承认失败。没能成为两个孩子的好榜样让她觉得自己是个失败的、毫无魅力的坏妈妈，她说食物能够帮助她吞噬痛苦！

希尔维亚来参加工作坊是因为她相信，透过我们的方法训练自己，能让她成为一个健康教练。她说：我很高兴你们终于决定来搞定肥胖这件事！如果这对我有效，我就能帮助到我认识的成百上千的人，他们正受着同样问题的折磨，那样我也将回到正轨，成为我真正要成为的人！

胃束带法改变了我们的下一步

说回我们的母亲，胃束带法是她们生活中的转折点——就像当初对我们一样。我们发现，诀窍在于唤醒人们重新开始聆听身体的讯息(参看第六章：虚拟胃束带法使你缩小胃口并轻松减肥)。胃束带促使你少量进食并很快感到满足，于是我们决定找出不用手术就能将这种概念运用到实践中去的办法，我们从妈妈、希尔维亚身上学习，她们是饮食专家，她们不需要知道该吃什么，她们需要一个策略帮助他们联结身体的智慧去学习如何吃。

理论总是被高估

如果你尝试过4~5种节食方法，那你就是节食专家了，你知道所有不成功的原因。

你读的每一本书中解决了节食法的另一个面向或另一个理论，潮流一个接着一个，它们都在一定程度上有效，但问题是：

为什么它们没法对每个人有效？

为什么你不能一劳永逸？

每天有数百万人正在使用低热量、低碳水化合物或脱脂的饮食法，他们尝试无糖饮食、高代谢率饮食、穴居人饮食……你能叫出名字的方法他们都试过。

我们目睹了阿特金斯博士和南海滩饮食法的兴衰，我们试过"健康生活"疗法：如何与食物联手来减重和保持健康，我们试过血型饮食、"代谢饮食"、低脂饮食、"体重观察家",等等。

你们中的大多数人都尝试了许多种饮食法,而通常都落入同样的模式:你一开始减掉了一些重量,过段时间又反弹回来。到目前为止,以忍饥挨饿或剥削自己来节食,只会让人们受折磨,同时强化了他们与食物的斗争,稍后我们将讨论关于潜意识心灵中的三个触发点,就像是你心灵中的警钟一样,对你要进行的任何饮食法造成破坏。它们被称为3D效应:节食(Diet)、剥削(Deprivation)和克制(Discipline)。

这三个词是你潜意识的红牌,一旦触发,身体将以大规模的破坏机制来迫使你回归常规意识。许多人花了大量的金钱与时间在各种饮食法上,并且跟自己的意志力斗争多年,真是令人钦佩。或许你正是其中之一。

睡觉减肥?真的吗?你一定是在开玩笑吧!

现在你所听到的减肥计划不是节食,也不需要服用药物或完全仰赖运动,而是在睡眠中减掉体重?你会想:这听起来真让人难以置信!

我们常常听到类似的疑问,人们甚至根本没让我们说完,因为他们认为我们一定是疯了。到目前为止,这整个系统都遵循着大脑的运作规律以及它如何影响新陈代谢的科学基础,因此请耐心听完我们所说的,我们将让你了解到,这并不是一个神话或是什么噱头,你确实可以在睡觉时减肥并成为一个自然苗条的人!

以上所有提到的原理和饮食法都有可行的理论,也是基于科学事实的,但最终我们要考虑的不是理论,而是人的因素,那些人们正在遵循的理论。

在一个有效的减肥计划中我们希望看到以下七个关键点：

1. 它改变你的生活方式和饮食习惯了吗？

2. 最终你变得更快乐，情绪更稳定了吗？

3. 它对你身体的影响是健康的吗？

4. 它是可持续的吗？你能使用它一辈子吗？

5. 它是否简单易行，有乐趣，让人舒服？还是让你感觉被剥夺了某种权利或快乐？

6. 你需要用毅力去完成还是出于自觉而行动？

7. 它有效吗？即使在你有点想打退堂鼓的时候，你的体重仍能保持匀速下降吗？

我们的程序包含了这七个因素，我们创建的是一个大脑训练系统，它能使你轻松、有效地减重，数据证明90%以上的人保持了持久的减肥效果。

你准备好来了解一个不是关于节食，而是关于改变你看待食物和自己的方式了吗？我们会给你所需要知道的原理：

- 如何在夜间增加脂肪代谢而使你能够放松进食。

- 为什么只要在睡觉时听一些有声教程或在白天改变你对食物的态度，除此别无所需？

- 我们是如何帮助全世界成千上万的人们改变他们的生活，成功减肥并且永续保持的？

- 世界各地有数百万计的人们正在逐年变胖，正在经历超重对健康带来的灾难性影响，这是个怪圈，你要如何打破这个怪圈？

无论你需要减掉的是2公斤、20公斤还是50公斤，你都可以赢得这场战斗，成功降低你的脂肪含量，并且一辈子做个天生苗条的人！

希尔维亚：意大利健康教练

希尔维亚曾作为实习生在德国跟随一个三天的工作坊，有趣的是在工作坊期间她就减了1公斤！为什么？因为实习生们必须互相练习，而且工作坊第二天开始设置虚拟胃束带，第三天则是着手建立对上瘾食物的摒弃和对健康食物的向往。正是在改变她如何吃东西(你会在本书中学到)和进行咨询课程(你可以在www.sleepyourfat-away.com找到)期间，她的体重开始不知不觉地逐渐下降。4周后，她给我们发来这封电子邮件：亲爱的乔伊和罗伊，你们拯救了我的情绪健康、我的婚姻和我的教练生涯！我对自己感觉好极了，每天都有新客户到访，他们像疯了似的口口相传，这都归功于我的重生和比23岁时更充沛的活力。最棒的是，我现在正在辅导一群女人减肥，她们也都进展得非常好！谢谢你们，谢谢你们，谢谢你们！

我自己就能操作这件事吗？

如果你是指：你能把程序买来然后独自操作吗？是的！

计划正是如此！我们就是要创建一个简便易行的程序，好让人们能够依照自己的节奏来学习实操，不需要外力帮助就能达成结果。我们相信人们有能力帮助他们自己。

另一种方式是去会见一位受过训练的睡眠减肥专家，参加他/她的私教课程，或者通过网络通信工具(skype)。这个程序的优势是可以讨论什么让你与众不同，什么是你在减肥过程中一直对抗的，而教练可以帮你处理这些。我们的程序涵盖了解决了过去45年间我们共同实验所遇到的问题的方法，这就是为什么这个程序如此有效，在这个睡眠程序中，我们考虑到了所有的细节和过去我们曾训练和经历过的方方面面。

大多数人超重的原因都很类似，这是一个综合因素，有些人面临的其中一项因素的挑战可能比其他因素更大，但基本原因都是一样的。许多减肥专家在他们的工作中额外使用我们的心智训练有声资料，因为这比起次数较少的一对一会谈，能使他们以更安全的方式了解更多被掩盖的特殊性。

步骤1：已经完成了！你正在读这本书。

经由宇宙的力量让这本书到了你的手上，你现在可以使用接下来的步骤，开始探索你隐藏的潜能，学习如何永远保持苗条轻盈。如果你愿意进行下一步，承诺和行动的成功是有保证的。

我现在就要开始减肥！

我们知道，你们中的大多数人不会阅读整本书，统计表明，对任何一本书来说，只有极少数的读者会继续阅读前几章之后的部分，因此如果你不准备读完全书，我们也不会觉得奇怪。在这个信息过量的忙碌世界里，集中注意力实在太难了，而分心则太容易了。

所以如果你想马上就开始并且从"睡眠减肥"这一革命性的方法中获得最大收益，可以到我们的网站：www.sleepyourfataway.com获取完整的程序包，今天就踏上你通往健康苗条的旅程。

我们的程序包中有你需要的一切：

- 清除你的心智障碍程序，那些让你困在饮食坏习惯和减肥斗争中的障碍

- 训练你的大脑和潜意识心灵，支持你减肥并终生保持理想体重

- 与你的身体智慧结盟，聆听你身体的需求

- 选择健康饮食

- 享受更多运动

- 更好的睡眠以及醒来时神清气爽、精力充沛的状态

- 收到我们的提醒、最新信息和更新升级

操作规则

多年来，我们的身体承担了大大超过你所需要的负担，使得它严重超重，这不是一蹴而就的。基于一贯的坏习惯，我们成功制造出无益于自己的多余体重，我们吃的是加工和精制食品，吃到一定数量后就可能会导致胰岛素抵抗。

胰岛素抵抗表现为当身体无法再处理糖分时，多余的糖分就会转化为脂肪，这是肥胖的主要成因之一。

食品工业通过影响身体创造了所谓的"幸福点"，这个概念给大脑一个脉冲作用，让我们渴望更多这样的食物(通常这些食物只含有少量有用的营养素)。他们用巧妙的广告催眠我们，让我们购买那些无用的、经化学处理过的食物来刺激我们的味觉和大脑。

懒惰

我们失去了天生的渴望，那是一种来自与我们的基因构成相一致的身体活动方式(内心深处我们仍然是狩猎者)。年纪越大，我们就变得越来越懒惰，我们黏在椅子上，眼睛盯着电脑屏幕，驼着背，结果椎间盘退化、背部僵硬，身边还有随手可取的咖啡、零食和含糖饮料，我们简直把自己喂养成了一个庞然大物。

利用食物操纵我们的情感

更糟糕的是，我们利用碳水化合物和其他食物或饮料来抑制我们的情绪，因为我们在成熟的情绪表达和对情感负责上的能力有限，我们变得对压力麻木不仁。

错误的信念

由于媒体、饮食业给我们带来的错误信息，我们以为减肥只要限制卡路里、低脂饮食或者吃减肥产品就行了。更糟的情况是，名人拿着高额的报酬为减肥品牌代言，造成的结果是人们将继续这个疯狂定律："一次次重复同样的事，却期望得到不同的结果。"

心灵超越物质

在这本书里，我们将揭示许多方面的谜底，但最重要的是，你将获得能够促进你的身体代谢和形成更好的饮食习惯的工具，你能在睡梦中融解你的脂肪！

有一个天生的系统我们还没有学会正确使用，那就是我们的心灵。心灵运作起来就像一个过滤器，它鼓励我们去触碰真实的潜能，而非限制我们探寻内在资源。我们不太会运用心灵力量，那是因为当我们学会顺畅沟通之后，我们对周遭环境的条件反应根深蒂固：家庭、同伴和朋友们成千上万次地说着我们是谁，我们能做什么，还有更多的是我们不能做什么，这使我们建立起主要的错误和限制性信念，阻碍了我们以适当的方式使用心灵力量并掌控自己的身体。

步骤2：呼求你的掌控权和力量回来！

这本书和我们创建这个程序的目的就是把你对自己身体的掌控权交还给你，超水平地延长你的寿命并且激发生命活力。

所以如果你要成为苗条、健康、神气活现的人，拥有切实的信心影响你的心灵和身体——这本书正是你需要的。不仅是减肥，你还将改变生活中的其他领域并且实现更多的目标。

步骤3：买一本日记本，并确定你当下所处的位置。

将它做成你的个人减肥日志！在你开始阅读本书之前，从回答附录中的问题开始，它们能帮助你更好地确定自己当前的状态。

提示：

1. 本书不是童话故事或魔法书，它是基于科学原理以及几十年来对大脑和运用心灵力量改变无意识习惯的研究成果。

2. 本书不是要推销一个什么特殊的神奇药丸或是减肥世界的一个新潮流。

3. 本书有一个相关产品，你可以分段购买此产品。在本书中我们将说明你操作这一新方法所需要了解的所有背景资料和原理。如果你登录我们的网站，你会得到一些免费的产品以便先开始试用这个程序，可以让你现在就变苗条的地方就是：www.sleepyourfataway.com。

第一章 为什么自我剥削会使你发胖：
发现情绪饥饿和真实饥饿之间的差异

婴儿时期，我们会很自然地遵循与生俱来的生存本能，我们饿了就会哭，好让妈妈知道我们的胃空了，希望她喂东西给我们吃。在那个时期，我们一旦吃饱了就会停止进食。

如果你曾经试图给一个刚出生的婴儿喂超过他需要的食物，你会发现：一个健康的婴儿在不饿或被强迫哺乳时会拒绝进食，他的反应很有可能表现为呕吐。这个时期的身体仍然保持着自然消除多余物质的属性。

不幸的是，大多数父母都没有接受过真正了解婴儿的教育，因此我们很早就有对婴儿过度哺乳的趋势，它是通过食物作媒介来表达爱同时又害怕亏欠孩子这两者之间的混合，也因为这通常是最快和最容易来止住一个孩子的哭声的方式：给他们嘴里塞点吃的！加上婴儿很难被理解，尽管一个拥抱或更多的注意力能够解决哭闹的问题，但如果你有一个很难伺候的孩子，同时因为睡眠不足而倍感压力，你会做任何事情来获得一些额外的宁静……利用食物作为解决之道往往是最佳选择。

乔尼的故事

乔尼是我上小学时的一位朋友。我们第一次见面时他就超重，那些年，我看着他不断长胖。他住在我家隔壁，因此我经常去找他一起玩耍。他有三个兄弟，他们全都超重，他们的爸爸妈妈也是如此。那时我住在阿鲁巴，那也被称为"幸福岛"。我们家里一天吃三顿饭，早餐吃燕麦片(我们会吃好多)，午餐是装在便当盒带到学校的那种普通面包，晚餐则是肉类，配些米饭或者马铃薯和一些沙拉。三餐之间，我们从不吃零食或者其他任何东西。我喜欢和乔尼玩的原因是因为他们家有个"想吃就吃政策"，所以家里总是有许多零食供应：薯片、糖果、饼干等。除此之外，他们的妈妈总是在厨房里煮东西吃。她喜欢叫我们品尝她自制的小吃，可能是油炸鱼、油炸玉米糊、油炸香蕉片、油炸薯条。每天下午都有一段她称为温馨茶歇的时间。

周末将会更棒，因为会有几样"新鲜的点心"上桌。乔尼妈妈的原则是：你永远不能挨饿。因为我们打了那么多场体力比赛，所以我们"需要"好的食物，这样我们才不会变瘦。他们是土著印第安人的后裔(arowaks)，他们通常都长得不是很高，像许多美国南方人一样，很容易有发胖趋势。我喜欢激烈的运动，几乎每天下午要打两三个小时的网球或者参加武术课程。隔壁的男孩们则会利用休息时间在街上踢足球、打篮球。乔尼的妈妈用食物解决所有的问题。因为她就是这样被教育长大的，而且这是传统。如果你感觉很糟糕，吃东西；如果你感觉很好，吃东西；如果你输了比赛，吃东西；如果你赢了比赛，还是吃东西。所有的道路都通往吃东西，无一例外。乔尼最小的弟弟总是拿着一瓶牛奶，夹着尿布到处晃荡，当牛奶喝到还剩三分之一时，大人们就会将它再次装满。他叫卡米诺，在会走路之前就已经超重了。我今年60岁了，不幸的是，乔尼52岁时死于心脏病发作。在他的葬礼上，虽然我沉浸在对乔尼的怀念中，但也仍然可以感受到那些令人垂涎的食物的诱惑。我惊讶地发现，这家人除了增加了更多的体重，竟然在十年间没有一点改变。他们是一个很好的例子来显示生活习惯如何完全接管一个人的生存系统。对许多人而言，这似乎是找不到出路的，他们与自己身体的内在智慧失去了联系。

与你的身体智慧重新连接

因为我们多年来常常无视身体的信息，我们需要花些时间来学习再次聆听这些信息，它们都是关于如何对准我们身体和心灵的真正需求，帮助我们区分例如欣赏、舒心和爱的情绪需求以及饥饿、口渴或运动的物理需求。

刚开始你很难区分饥饿是来自你的胃（"真正的"饥饿），还是头脑认为胃饿了。头脑饥饿时你的身体并不是能量需求者……通常是别的东西让你认为食物是一个解答。例如这可以纯粹只是个习惯（我总是在十点钟吃点东西……或者我看电视的时候需要吃点零食……），也可以是感到无聊或者有压力时。相对于发展缓慢的真实饥饿——情绪饥饿来得很快。学会辨别这两种情况的差异是非常重要的。情绪饥饿机制设置在你的大脑里，当它由某个事件或者仅仅是因为时间到了而被引发，大脑中的化学反应链就会让你去吃东西或者零食，有时其实很简单，你只是渴了需要喝水，有时则是因为血糖低，需要动动身体促进血液循环，好让糖分从肌肉和肝脏里释放出来（那些地方储存着糖）。情绪饥饿是一个设置在头脑中的机制，情绪化或无聊时会让你吃东西，但你可以改变这个机制！

如果你发觉你是真的饿了——那就吃东西！我们并不是要你无视自己的需要，但我们要你保持有觉知的进食，没有任何分心，并且一旦吃饱了就停止。

3D效应触发词：你脑海中的红色警告！

我们喜欢把潜意识心灵比作一个庞大而幼稚的处理器。我们的潜意识心灵记录下每一个声音、气味、味道、感觉以及我们所经历的一切。它不仅储存这些庞大的数据，而且还常常将特定的词语、记忆和行为完全非理性地联系在一起。

例如，如果你在小时候曾经吃到腐烂或变质的食物并因此生病了，你很有可能会创建出对这种食物的厌恶感，甚至会持续一生。

或者你曾经有过一个与某种气味有关联的痛苦经验，即使过了很多年后，一旦再次闻到这种气味，你还是会觉得不舒服。也可能是一个你听过的故事，比如，大家都知道巧克力工厂里蟑螂为患，而巧克力中含有0.4%的蟑螂成分是被允许的。对许多人来说，对蟑螂的厌恶远远大于他们对巧克力的渴望，得知这个真相使他们对巧克力敬而远之！所以下次当你吃巧克力感觉很酥脆时，你或许想知道刚才咬到的到底是什么。

特定词语也有同样的效应！我们发现三个超强的触发词关系到减肥的主题：

- 节食
- 剥削
- 克制

这三个单词会让你的潜意识心灵大发雷霆，滥发脾气，从而破坏你的减肥目标。我们在数百位客户中测试这些单词的影响力，发现他们每个人都对这三个词中的至少两个词反应强烈。这对你意味着什么？一旦你的潜意识心灵听到以上单词中的某一个，或者相信某些事将导向这三个词，它将几乎自动产生抵抗，并且在内部开始破坏进程。就好像你的表意识或许想要节食，并且同意剥夺你对特定食物的喜好，变得更加克制——而你的潜意识心灵并不想如此。试试看：做几次深呼吸，吸气和吐气，闭上眼睛静定思绪，进入你内在的中立空间，关注自己的感觉，觉知你的身体和呼吸，并确保你感觉平和或至少是中立的。现在想想这三个词：节食、剥削和克制。这些词语让你感觉如何？你是开心激动并且迫不及待地想要开始了，还是感觉些许不情愿、有压力甚至是沮丧呢？答案很可能趋向第二个。

这就是为什么在睡眠减肥计划当中我们不想要你从自我剥削开始，我们要你首先学习聆听你的身体信息并且与身体的智慧重新连接。虽然我们在食物上列出了一些主要建议(例如尽可能选择天然、有机的食物，同时远离甜品)，我们仍然要你吃自己喜欢的食物。当你继续使用我们的程序训练你的大脑，你会自然而然地吃得更少并选择更健康的食物。

乔伊的甜品故事

当我开始注意自己的零食喜好，我发现，每当我感觉不知所措时就会渴望甜食，比如巧克力。每次当工作量超过我的精神承受限度时，我都会经历一些紧张期，我渴望大口地吃花生酱和巧克力薄荷糖来放飞自己的心情，我的内心已经把感觉舒适和巧克力紧密联系在一起。在我的成长阶段里，我父母热衷于提供健康饮食，因此我们家没有甜食，也不允许在两顿饭之间吃东西。我记得妈妈常说："如果你饿了，那就吃一块干面包吧。"我依然清晰地记得干面包这个选项对我而言有多么乏味，我是多么向往一天吃六次小餐点而不是家里所提供的三次大餐。我不得不强迫自己吃早餐，却发觉自己很难等到晚餐，因为到下午稍晚的时候我就会感觉饿得半死。所以我的解决方案与乔伊的类似：我也很幸运有友好的邻居，他们的妈妈会提供无限制的洒满了黄油和糖的面包，现在回想起来那仍是美味呀！

我们在爷爷奶奶家度过的假期就像在天堂一样。他们有个著名的"甜蜜抽屉"，里面装满了我们可以无限量取食的美味巧克力和糖果。现在来猜猜看，谁在10到14岁期间，每次假期过后体重就增加好几斤而且胖了一圈呢？

你瞧，一旦我对参与活动、游戏或运动的本能兴趣下降后，我就用更多"玩法"来取代它，比如看书、吸食大麻，也就是说不运动但仍然会吃更多对我没好处的甜品零食。

只有当我进入青春期，对自己的长相外形更在乎了，我才改变了饮食习惯。尽管我所有的意志力都用在保持苗条上，但我仍然非常非常喜欢巧克力。说实话，如果有人允许的话，我宁愿吃一块巧克力也不愿意享受一顿现成的饭菜。

大脑的各种受损状况都是由糖分引起的。它对大脑的影响有点类似于可卡因。大量科学数据证明，糖类的巨大摄入量正是每年导致我们社会中很多人变得更肥胖、得更多病的原因。我劝你关注这个话题并且做个试验。

在我了解到糖所带来的所有恶行后，我决定面对这个恶魔。虽然我并没有超重，但我注意到身体能量水平会在食用了高碳水化合物之后下降，有时候我感觉饭后就想直接去睡觉。另外，我注意到，我的情绪波动与我的巧克力消耗量有关系。尽管巧克力是如此美味，但它仅仅让我有短时间的兴奋，然后就会落入疲惫、暴躁和昏睡状态。我试图降低吃甜食的频率，有时候会成功坚持几天，但只要旧有的压力触发点再次出现，甜点就又成了我的"必需品"了。

最后，我受够了这种恶性循环，我决定将我们的睡眠减肥原理在自己身上做试验。我请乔伊为我做了一个特别的大脑训练会话程序，把对甜食的厌恶感灌输到我的脑海里。接着，我连续10天聆听这个有声资料和通用的睡眠减肥程序，在此期间，我决定彻底戒糖。我把家里的每一块巧克力和有诱惑力的甜食都扔出了家门——这让孩子们大跌眼镜——取而代之的是天然食物，比如水果。我很惊讶我们全家竟如此轻易适应了改变。我们发现彻底不吃糖比吃一点糖更容易。我所经历的体验让自己震惊：我有了更多的能量，饭后感觉身心轻盈，马上就能出发而不像之前那样困倦和消沉。我的情绪稳定，经前综合征也消失了，而且我时常感到对生活更有掌控力。

我坚持了一个多月严格的无糖饮食，有很长时间都不记得甜品的美好感觉了。当我终于又吃了一个冰淇淋时，我惊讶地发现我竟无法吃完它，最初的几口感觉还不错，但我很快就觉得够了而摒弃了剩下的部分。这对我是前所未有的！自从禁糖以来，我发觉自己的味蕾反应和对待甜食的方式有了戏剧性的变化。我会每隔一段时间在甜食里放纵一会儿，但没有过去那么频繁，当然数量也要少得多。

我给你的提示

一旦你对执行指导原则和我们的程序安排感觉得心应手，你将养成一些新的健康的饮食习惯。连续10天戒食甜食，联合你的同事们一起开始一场无糖挑战赛，运用睡眠减肥程序中我们给你的工具来平衡你的情绪、训练你的大脑，因为我们知道，做了这样的选择后生活将发生怎样的变化，我们创建了一个特别的有声资料明确具体地帮助你击垮嗜糖的瘾，透过此法你会发现很轻易就可以戒掉自己对糖的嗜好！

3D效应的触发机制

这个单词清单之所以引发我们的反应是因为它包含所有3D效应的组合：节食、剥削和克制。我们对自己渴望和喜欢的食物以及零食会克制一段时间，这是需要毅力的，有些人还会结合更多的运动来加速减肥，毅力在需要学习规则并服从纪律的阶段是管用的；所有我们喜欢的事物都是不被允许的，比如看电视看到深夜啦，随时随地吃我们想吃的啦，赖在床上，不用去学校啦，等等，相反，我们必须刷牙、洗澡，还有许多并不总是迁就我们的事情，因此戒律剥夺了我们的基本需求，我们将这个连锁反应储存在记忆中，任何时候潜意识一旦察觉到3D效应，它就会记起那些我们无法自主、依赖父母以及其他监护人的认同而生存的日子。当我们心里觉得又回到了不能自主的童年，破坏机制立马启动，我们的心智系统会即刻进入防御模式并且攻击那个选择，无论它对我们有多大的好处。这就是为什么头脑需要被重新训练，让它与你为盟而不是成为敌人！

对抗情绪饥饿的简单步骤：

• 喝一杯温水——慢慢地喝。

• 轻拍你的情绪平衡"压力点"（嘴唇之上，鼻子之下，中间的凹陷部分），你可以到我们的网站观看视频。

• 集中注意力做有深度、有意识的呼吸。

• 感觉一下是什么情绪引发了饥饿感。

• 接受这种感觉，同时运用情绪平衡安全港技术，请查看我们的网站视频。

• 转换注意力，分散这个感觉。

• 做运动：散步、伸展……

• 告诉自己，这些是会过去的，并且决定在做出反应之前再等个10分钟。

• 如果做完所有以上的动作，而且又过了10分钟，你仍然感觉需要食物——那么吃一小块有营养的东西，例如一小把杏仁、一片全麦饼干，或者一个苹果。

第二章　不是你吃什么，而是你怎么吃：

利用西藏僧侣和瑜伽士的秘密

　　想想瑜伽士和西藏僧侣的样子……我们从未看过他们中有一个人是超重的。他们都很精干，欢喜，通常还很长寿。

　　他们的秘诀是什么？很简单！他们尊重所吃的食物；他们在吃第一口之前会花时间来做祷告并感恩。最重要的是，他们花时间享受食物，从不狼吞虎咽，他们让味蕾充分体验各种风味和香料，并且细细咀嚼，直到食物变成纯粹的液体。你永远不会看到他们在做事时"顺便"吃点什么，当他们吃东西时，就是全然在吃东西，同时，他们也从不吃得过饱，觉得够了的时候就停下来。在这一章中，我们将训练你用这些简单的对策来减重并且持续保持。到本章结束时，你就走上一条终生自然瘦身的道路了……只要跟随这些指导！你不相信我们？照着这些指导坚持做10天，我们确信，你将发现你的饮食方式有了巨大的改变。

　　成为自然苗条的人的指导原则

　　我们最重要的一个准则是：饿了就吃！

　　什么？我可以吃东西？这个部分常常使所有我们的减肥计划参与者们感到困惑。是的，我们要你开始去聆听自己身体的本来智慧，这个部分就是帮助你知道什么时候你是真的饿了，我们可不想让你饿坏了，而是想要让你搞清楚情绪饥饿与真实饥饿之间的差别。来做个试验，想想3D效应：节食、剥削和克制，这三个词让你有什么感觉？很难兴奋起来，对吗？这是因为你的心中立即启动了一项破坏秩序，稍后我们将深入研究这一反应机制！

为了让这个计划变得更容易实现，并且在你的生活方式和饮食习惯上产生持久的变化，我们引入了一套非常简便的规则，保证不触发3D效应，同时为了在潜意识层面支持你，我们也将此简单规则植入到了有声资料中。透过此法，你将重组你的心智系统，以更有效和更权威的信息替换掉那些旧的条件反射以及你过去以为你了解的信息。这些规则非常有威力，并且简单易记！

根据5个指导原则，你甚至能够在不听睡眠程序和不训练大脑的状况下减肥，所以如果你没钱或是不想为自己投资，这些原则将帮助你发展出大部分自然瘦的人的好习惯。

自然瘦的人有四种

1. 天生就会听从身体智慧的人，他们并不知道自己在遵循我们所分享给你的大部分指导原则。

2. 拥有极高新陈代谢的人(就像青少年一样)。他们完全无视这些原则但仍能保持清瘦，但你需要认真地问问自己，他们是否是健康的精瘦，尤其是青少年正处在喜欢大量垃圾食品的阶段。(如果得到准许，我们家的4个男孩将会很高兴向我们展示高糖分食物垃圾食品的美妙之处！)

3. 身体有状况的人，比如患甲亢或有其他疾病问题的人。还有些人看起来有某种遗传问题，无论吃多少都是瘦瘦的，有些人甚至有体重过轻的问题！

4.一些人应对压力的表现是绝食或吃得很少。

5.极限运动爱好者和健美运动员。大部分健美操教练都是精瘦干练的，马拉松运动员是精瘦的；因为他们燃烧了大量卡路里，所以能保持苗条。

将以下原则抄在便利贴上，贴在你的桌子上、镜子上等地方，随时提醒你自己！你也可以将它们写在你的名片背面，放在你的钱包里，这样你就能经常看到它们，并让它们成为你健康新生活的一部分。

指导原则一：

当你饿了——吃东西！

这不是节食——饿了就吃！不需要饥饿，不需要克制你自己。有很多理由不选择挨饿，其中一个就是，进行极度低热量饮食的人更容易出现溜溜球效应，最后的结果通常是增加了更多的体重。

这就是为什么你与其让自己挨饿，倒不如重组你自己和你的饮食习惯，进入一个健康的方式，重置你的身体和心灵进入它们的自然功能模式，为此你必须听从身体的讯息。

当你的胃空空如也需要加油时，你就给它想要的，吃东西！你想吃什么就吃什么，只要你慢慢地有觉知地进食。同时要记得，在你开始吃东西之前先喝一杯水。

但是——只有当你真的饿了的时候再吃！

当你真的感到饥饿时再吃，如果你感觉有情绪，那么先使用我们教给你的方法平衡自己的心境和情绪，在两顿正餐之间尽量不要吃零食点心。确定你是在感觉舒服时进食，你可以吃任何你想吃的；

如果你是因为有情绪而感到饥饿，或者是因为无聊而想吃，那么赶紧使用情绪平衡法，直到情绪饥饿消失。

指导原则二：

吃你喜欢的食物。

这不是节食，通过睡眠程序你将逐渐增强对自然健康食物的渴望，因此一开始不用担心你的食物，只要不把甜食、零食和巧克力当正餐就行。这一原则只在你细嚼慢咽时有效，如果你吃东西狼吞虎咽，那就感觉不到什么是不好的食物，此原则就无效。有觉知地细嚼慢咽能使你享受食物，你将开始讨厌那些不健康的食物，试着慢慢地嚼薯条，润滑脂的味道可不好受。渐渐地，你的口味会变，不用计算卡路里，完全没有必要，自然瘦的人从不计算卡路里。

指导原则三：

慢下来！

细嚼慢咽并保持觉知。

戒掉一边做事一边吃东西的习惯！不要在看电视机、看书和报纸时进食，或者查看邮件时吃东西。当你一边吃东西一边做着某件事时，你的头脑很难注意到什么时候你已经饱了，神情恍惚时进食就是这样的。当你看电视时也是如此，比如说你边吃着爆米花边看着一场足球赛，你完全看入迷了，桶子空了你都不会知道，你不会意识到那一桶爆米花已经全塞到你肚子里去了，分心将使我们吃得更多，因为我们失去了跟身体的连接。这需要更多的自律，但这正是成功的基石！如果你能做到细嚼慢咽，有没有睡眠程序你都将赢得这场减肥游戏。

让你的进食量最小化的最佳途径就是让你的进食时间最大化。

享受每一口食物，放慢你的进食速度，给它额外的时间，不要匆忙，要完全咀嚼(每一口咀嚼15下)。当你咀嚼食物时，放下刀叉、汤匙、三明治！这样做是给身体足够的时间来将激素信号从胃部传达到脑部，告诉大脑说胃已经饱了。在这个信息到达大脑并被感觉到的时间里，如果吃得太快，你可能已经吃得比你所需要的多得多。比起特例来说这更像是一个准则，这就是为什么细嚼慢咽的人，总体来讲，要比吃得快的人更瘦。

指导原则四：

一旦你感觉满足就停止进食。

最好的控制办法就是将食物留在你的盘子里。你要了解你是身体的主人，你拥有决定权。将食物留在盘子里是在超越你过去的条件反射，从多年被告知该做什么的束缚中解脱出来。如果你能细嚼慢咽的话，你会发现这很容易做到。你正在再教育你的心灵和身体去意识到饱足，你的胃需要时间来将饱足的感觉记录下来并传递信息给大脑，而在过去，你的胃向脑部传递饱足的信号，你学到或被教导的是无视它，而且当你吃得太快时，由于时间差的问题，尽管你的胃已经饱了，但你仍然在继续进食。现在是时候让你的大脑和胃部沟通连接，对饱足的信号变得有觉知，当你收到这个信号就立刻停止进食。

指导原则五：

多喝水！

水是你最好的朋友，它会降低你的饥饿感而增强代谢率，这样你就能更有效地燃烧脂肪。水分有助于排出身体的毒素，早晨喝一杯柠檬温水能激活你的消化系统，还能收获一整串令人兴奋的好处。只是煮一壶水加一片柠檬这么简单！我们往往将口渴误认为是饥饿，其实当你喝够了水，就不觉得饿了！

奖励指导：

聆听有声资料

有声资料运用了广泛的最新的思维管理技术，这也是我们的共同工作中必不可少的一部分。重要的是你每天至少要听一次(次数越多越好)日间有声资料，睡眠程序则至少需要28～100天。

通过聆听有声资料，大脑会在你与饮食习惯和对食物的态度之间创建新的神经通路、新的关系。

买些新的东西

全神贯注法则是程序中最有威力的技术之一。它基本上可以归结为：如果生活中有什么是你真的想要达成或拥有的，那么就感觉你已经达成或拥有了。

你现在要做的是走出去，按照你想要的身材尺码购买新衣服。保证确实是新衣服而且不是你经常穿的尺码。这些新衣服就是你的目标。我要你把它挂在你的壁橱、衣柜外面，或者某个你经常能看到的地方，这个视觉暗示将帮助你保持在正道上。每次你看到它，花些时间进入那美好的感觉，想象着你穿上这件衣服时无与伦比的样子和美好的感觉，那该有多棒啊！非常有趣的是，通过我们的调查表明，与没有这样做的人相比，按照规则这样做的人获得了更好的减肥效果，所以不要跳过这个步骤！

来自其他专家的建议

认出饥饿信息的6种方法

是你的肚子饿得咕咕叫，还是你被食物的色香味所诱惑？这里要说的是如何辨别这两种情况和一些防止暴饮暴食的技巧。我们并不总是因为饿了才吃，我们因为很多不同的原因而吃东西，包括外部暗示，比如食物的色香味。"一天中，我们将收到近200条饮食的建议。"爱德华·艾布拉姆森博士(美国旧金山的临床心理学家，新书《这不只是婴儿肥：帮助你的孩子达成健康体重的10个步骤》的作者)提到，"真正出于身体饥饿的原因只占极少部分。"

这并不奇怪：我们被各种电视广告、广告牌和报纸杂志上的食品信息轮番轰炸，而且因为那些7天24小时营业的便利店和餐馆，我们很容易获得食物，我们总是认为自己饿了，尽管那不是真的，这样就妨碍了瘦身。"广告图像使大脑敏感地反映出仿佛食物就在眼前的画面。"史黛拉·麦特索瓦斯解释说，她是来自加利福尼亚拉古纳海滩的私人营养师。

我们还为了安慰混乱的情绪而吃东西。

艾布拉姆森说道："当我们感到焦虑或沮丧时，就通过吃东西来让自己感觉好一些……情绪饮食的情况在女性中更常见，当然男性也会这么做。"

当你不是真的饥饿时如何停止进食

研究显示，假如我们听从身体关于饥饿、饱足和食欲的信号，我们就能更好地知道何时该停止进食，而当你听从身体的旨意时，减重也将变得更容易。这就是虚拟胃束带法如此有效的原因；这是回归你身体智慧的捷径。

这些提示能帮助你赢回与身体的联系，觉知到你真正的饥饿感，这样你就能在对的时间进食，同时提高你的减肥效率。

写一本日记，记录下你吃完一顿大餐之后的感觉　"它将帮你联想到暴饮暴食过后的各种不适，"麦特索瓦斯说，"做一个食物日志是很简单的，没必要做得太详尽——或许就是一张3～5寸的卡片，记录一天当中你在什么地方吃了什么东西以及你吃完后的感觉。"艾布拉姆森建议说："一周之后，在这些记录中找出是否有明显的模式。"假如你注意到当你晚上坐下来看电视时就开始吃过量或不健康的食物，你或许可以转换到健康的食物，例如纯空气爆米花就强过一块黄油酥，或者给自己找点事做，比如针织和编织。

别一坐下来就狼吞虎咽　你可以在餐前喝一杯水或草药茶来减轻食欲，如果你真的饿了，而晚餐在一个小时内还不能准备好，那么就吃少许茶点，比如一小把杏仁或者几片椒盐脆饼、低脂酱料拌的蔬菜碎。

少吃多餐　"分段饮食对任何想要减重的人通常都是有帮助的——一天当中每隔3到3个半小时吃个迷你餐。"心理学博士丹尼尔·C.斯特纳说。他是美国密歇根州特洛伊的同源健康中心心理学主任，底特律韦恩州立大学的副教授。想要多吃几餐的关键就是要保持少量，否则，就是过度饮食了。

花上20分钟　"一顿饭确实需要花上20分钟或更长时间，"斯特纳说，"20分钟是一个神奇的数字，因为胃部传递进食的信号给大脑正好需要20分钟，如果你5～10分钟就将食物风卷残云，大脑还没收到胃部发来的信息呢，如果你将一餐饭的时间延长到20分钟或更长，那会让你获得更多满足感和饱腹感。"

扮演侦探　问自己这些问题："我为什么要吃这个？我真的饿了吗？一会儿没吃东西我就会头晕了吗？还是因为闹钟说时间到了所以我就该吃东西了？我是否因为纠结于某个问题而渴望甜食?"搞清楚你为什么吃，就让你有机会在究竟是你想要吃东西还是自然反应说需要进食之间做出明智的决定，艾布拉姆森说。

当心甜品　研究表明，假如你用巧克力来充饥，你是缺乏自制力的，因此你会吃得更快，吃得更多。"如果你实在钟爱巧克力饼干，就把它们留作甜点吧，这会降低未来你对它们的渴望程度，我无法向你说明这其中的原理，但研究表明这是缓解上瘾的一种方式。"

第三章　释放心灵力量，重新掌握你的人生

训练与治疗

训练与治疗之间有着很大的区别。训练是针对那些有训练意愿，做出承诺并对他们的人生做积极必要的改善的人，透过专业人士的一系列干预训练，帮助他们发挥更大的潜能。在顶尖运动当中，教练已经成为一个高薪职业，因为很显然，有了教练的支持，运动员的表现将更出色。接着这项技术延伸到企业高管，并开始辐射到更多有积极目标的社会人士。今天，许多人有自己的教练并因此而有更好的表现，实现更多的目标，能更轻易地克服困难和迎接挑战。我们只训练那些有清晰目标并做出郑重承诺的人，我们与总裁、顶尖运动员、名人和其他成功人士合作。而治疗则通常是当出现心理、情绪或身体上的问题时所选择的方式，你自己无法解决问题而寻求外部的专业帮助，这个帮助可能是心理医生、医疗专家，甚至是自然疗法医生或疗愈师。

以下是两者区别的概述(训练 vs 治疗)

• 创造未来 vs 疗愈过去

• 建构动力 vs 获得舒适

• 承诺一个具体可衡量的成果 vs 寻求解脱

• 产生实际结果 vs 试图摆脱不想要的

- 敢于冒险并时刻准备着 vs 只做疗愈所必要的改变

- 谈论期望得到的成果 vs 讨论能够感觉好一些的事情

- 欣欣向荣 vs 汲汲生存

- 大踏步勇敢前进 vs 谨慎小心地迈步

- 变得自信和积极主动 vs 努力处理遗留问题

- 专注于创造价值 vs 专注在拯救和"挽救"

- 高度意愿的行为 vs 充满戏剧化的行为

- 强有力的生活宣言 vs 活在消极故事里

- 尽管有不必要的杂念、感觉和情绪仍然在积极行动 vs 忙于摆脱不想要的杂念、感觉和情绪

- 实现目标 vs 寻求稳定

正如你所看到的，治疗往往是针对你不想要的(你想让它消失的)某样事物的反应，而训练是在表现或潜能上达到一个更高的层次。当我(罗伊)发现大部分的治疗使病人有依赖性，总是处于受害者的角色时，我研发了一个新方法，我们称之为欧米伽健康训练，在这个训练中，我们将训练的手法应用到患病人群。

我们的目的是给他们：

- 对自己人生的掌控力(作为疗愈的一部分)

- 成为责任者和自我疗愈者所需要的工具和技术

- 让他们对自己的行为负责并且输入新信息，取代他们完全依赖治疗师的状况

每个病人或客户都有家庭作业和一些事情要做，以此协助他们的疗愈过程，为了达成成功而训练他们的心灵和大脑；我们训练他

们专注于自己想要的而非不想要的！这在当时的欧洲是一大革新，从根本上改变了传统治疗。我们发现能够让客户赢回掌控权最有效的工具是催眠和自我催眠(聆听能够教你赢回心灵和身体掌控权的录音带)。

伊丽莎白的故事

伊丽莎白是一个漂亮的金发碧眼的意大利会计(40岁)，她是我们疗愈和个人成长工作坊的常客，有一次她对我说："真正改变我人生的是，当我明白任何疾病的出现都是一个机会，提醒我需要改变目前的状况并确认我真的想要的生活。在我来你们的工作坊之前，我无意识地生活着，我经营着一个很棒的生意，还有许多美好的事情，但在另一方面，我的亲密关系非常紧张而糟糕，但我认为工作和亲密关系让你紧张混乱是很正常的，我身边的所有朋友都有同样的状况！直到有一天，我开始感觉头疼，接着是失眠和脖子疼，我的生活变得惨兮兮的，我大量服用药物，得了胃溃疡，而且非常疲惫，工作成了负担，我的生意也一落千丈，因为我无法像以前那样精力充沛。这时，一个朋友从你们的周末工作坊回来，她发生了惊人的变化，开始做冥想、聆听你们的有声资料，她从超重和沮丧中走出来，仅仅用了3个月就变得苗条又开心！

"我非常高兴她借给我一些欧米伽疗法的CD，听了这些CD，两周后我的睡眠改善了，我停止了服药，决定去参加你和乔伊的工作坊，这是两年前的事了。我的整个人生都变了！我现在虽然离婚了，但我感觉很快乐，我跟前夫和平相处，我的生意再次好转，我的孩子因为家里的紧张气氛消除了而变得更开心活泼，周末他会跟父亲在一起，而他父亲看到我的变化之后也去参加你们的工作坊，我们都变得更棒了，真是太感谢你了！谢谢！"

改变伊丽莎白人生的最重要的工具就是赢回她内在的力量，并意识到自己可以创造自己想要的生活，她实现了我们所运用的(自我)催眠技术的核心关键。

为什么运用催眠会让你的内在小宇宙爆发？

什么是催眠？

催眠发生在任何我们放松(表意识或潜意识)和打开心门的时机。在这种状态下我们将避开头脑的批判，在意识的更深层次接受信息，在放松状态下，我们就能探访潜意识心灵！一些人比其他人更容易被影响，每个人都是易受影响的，都会受到正面或负面信息的暗示。最重要的是，新的信息不会干扰到我们的强大信念，比如道德价值体系，否则就会遭到抵抗。如果新的信息违背了我们的道德观或宗教信仰，那么哪怕是在确凿的证据面前，我们也会立即屏蔽掉这个信息，大脑会给出一个不可行的合理化理由，因此，被我们所接受的信息必须是与我们强大的信仰和道德观相匹配的，这就是为什么你不能强迫某人去做违背他/她信念的事情，举例来说，假如你催眠一个士兵，告诉他去干掉某个敌人，这个士兵很有可能照着去做，但如果你催眠的是一个反杀戮人士，你没法让他们去干掉另一个人！

当你信任和尊重某人，并且认为他们比你更有权威，你就更愿意接受他们的建议，这种情况下，催眠才会发生作用。作为父母，我们给予自己的孩子很多的建议，同时也对他们强化那些我们喜欢的行为并惩罚那些我们不接受的行为。通过这些，我们影响了他们并造就了他们的信念、行为和习惯。

我们说话的语调和语速就会产生催眠效果！当我们感到困惑又必须思考某件事时，我们会不知不觉地接受新信息。

通常，老师是被信赖的权威，会对他的学生们的心智产生巨大的催眠影响力。其他的催眠影响源自我们仰慕的人：医生、名人、偶像、学者，等等，媒体和电视的影响力也是有据可查的，它们是已知的人类心灵的最大破坏性催眠源。

医生可以在一个人没有意识的情况下催眠他，从而影响他的现实生活。如果医生告诉你，你得了不治之症并且将日益严重，这将增强它发生的可能性！报告显示，人们之所以死亡是因为他们被误诊并被告知在一段时间后就会死去。因为他们相信这个说法是真的，他们的潜意识就创造了事实来验证自己的预言。

在某些原始文化当中有类似效应的记录。当一个巫师诅咒某人去死(只是用说的！)，这个人就真的会走向死亡，因为他们相信巫师的力量绝对大过自己！言语的威力和影响力远远超过你所意识到的。

治疗催眠：催眠主要应用在支持人们解除生命中所受到的各种负面信息的攻击，特别是在反抗一切事物的青春期。随着时间的推移，这些信息构建了人们的自我形象。催眠是解除这些限制的最快方法，因为催眠将人们带回到当年接收和接受那些负面信息的相同场景中，催眠师与客户建立起良好的信任基础，协助客户放松，将他们带入更易敞开和接受的"睡眠"状态。催眠对脑电波的影响是：客户从清醒的脑波状态(也称为β脑波)进入放松的状态(α脑波)再到深度放松的状态(θ脑波)，这跟我们进入睡眠是同样的模式，不同的是，当我们睡着了，我们与外在世界就失去联系转而进入内在心灵，没有任何外部输入，就好像外部世界会让我们惊醒(这点并不相同)。在催眠疗法中，催眠师将保持与客户的交流联系，使他们不会睡着而是跟着催眠师声音的引导，这个过程中，你的意识通常会有瞬间的漂移，很快你又听到那个声音，并跟随这个催眠引导。因为你很放松并且信任催眠师，你准备好了要改变，因此你能顺利接受催眠师给你的信息。

催眠的另一大优势是使我们能够进入回忆，被带回到生命中曾发生特定事件的那个时刻，是的，我们可以做到这一点，在催眠师的引导下，改变我们对这些事件的看法，这是催眠最有威力的疗愈力之一，你可以将限制性信念转化成授权式信念，也就是(将掌控权授予自己的信念)。

没有催眠师也可以运用催眠建议

多年来获得极大推崇的一个很有威力的催眠方法就是聆听特制的录音资料，定期(通常一天一次)收听那些关于你想改变的主题的积极建议，比如你的自我价值，录音资料中的第一个步骤通常是使人放松进入阿尔法脑波(α脑波)，然后伴着以"我"或"你"为主语的积极肯定句，例如：

"我是一个很棒的人，我爱我自己。"

"我欣赏和看重我自己。"

"我对自己感觉棒极了。"

或者：

"你是一个很棒的人，你喜欢你自己。"

"你欣赏并重视你自己。"

"你感觉自己棒极了。"

另一种加强的方式是以"我"为主语尽可能地重复这些肯定句，如果你照着练习，它将产生长期的影响，当潜意识开始接受这些信息是真的时，你就会真的表现出来。

积极的信息需要在较长的一段时间里重复植入，以便带来持久的影响力。就好像一株植物需要牢牢扎根才能长久地苗壮成长。创建新的自我形象以及用新的行为模式替换旧的模式是需要花点时间的，潜意识心灵完整重塑的最短持续时间是28天，这是研究表明的最低限度，28天养成一个新习惯。

很多催眠师使用录音来强化他们的治疗过程。

经过大量的试验，我们发现，为保险起见，要让信息在潜意识心灵中生根发芽平均需要90～100天。这就是为什么我们建议你持续100天以上的时间来聆听积极心灵程序。就像在森林中种下小树苗，不出意外的话，比如说没有暴风雨和季风，28天后它们就生根了，它们将长成健康苗壮的大树，然而100天之后，树根将深深地扎进大地，即使是猛烈的暴风雨或飓风来袭，它们仍然屹立不倒，尽管28天就会奏效，我们还是建议你坚持久一点，进行100天的练习。

睡梦催眠和夜间大脑训练：在我们睡觉的时候聆听积极的信息。我们入睡之后拥有与催眠时类似的脑波频率，而且那时我们很放松，是接受新信息的最佳状态，以下是睡梦催眠的六大优势：

1.持续时间远超过单次催眠疗程的平均时间，效果更好。

2.客户接受讯息的重复频率比普通催眠或普通有声课程更高。

3. 用我们的方法让客户在梦中采纳建议，这使他们感觉更像是真的并更好地接受。

4. 操作简便，只要将录音的音量调到几乎听不见的程度，然后就去睡觉！

5. 你可以每晚聆听，而且不依赖外界的帮助。

6. 这比催眠疗程便宜多了。

不足之处

不过，我们要提醒你：当录音内容不是专门为睡眠时使用而研发的，它将使人整天都保持清醒而变得非常疲惫，还有就是许多人把音量调得太大了，最好是调至微弱的耳语模式，这样更容易避开你的表意识而让潜意识收到这些信息，你应该几乎听不见那些声音！

突破技术

我们开创了一种新的方式，那就是利用睡眠的过程传递积极的信息来增进健康、减重、自我价值提升、戒烟等更多方面的改善，我们称之为"睡眠程序"；它以特别设计的程序来创建一种"梦境整合"的新方式(稍后具体介绍)。

因果催眠

因果催眠就是重回受伤的事件并疗愈这个创伤。当我们改变了对那个事件的看法，疗愈就发生了，这种方法在疗愈恐惧和一些特定的情感模式中非常有效，通常只要运用恰当，一次就奏效，这项技术在催眠中称为年龄回溯。

我们应用年龄回溯的特殊方式，帮助潜意识回溯到创伤事件发生的时候，并改变该事件所被赋予的意义，最终的结果是当事人获得更大的情感释放和幸福感。

灵魂催眠

灵魂催眠基于灵魂永生的概念，我们化成肉身来到地球，经历了好几世的人生，同时也会投生到其他星球。灵魂催眠学发现我们对于前世是有记忆的，我们仍然带着这些世代的记忆，其中一些记忆就会对我们此生的某个经历造成创伤和影响，在本书中，是否相信有前世并不重要，因为我们所设计的方法与此毫不相干，你不需要借着相信灵魂永生才能使用我们的方法。

将人们带回到前世记忆的过程被称为回归疗法。

当人们被催眠回溯到出生以前，大部分人都能体验到一些记忆，在记忆中对于前世生活的画面和记忆印象都非常生动，前世的创伤和痛苦感觉将留下印记而对此生造成消极的影响，随着对前世创伤事件的意义改变看法，许多人发现他们此生的外境也同样发生了转变。还有许多其他的方式可以达到此类效果，比如与指导灵、高层心灵、中阴身记忆连接等。在我们的睡眠程序中，透过使用隐喻式语句，邀请你的高层心灵来带领疗愈过程，上述的改变和整合将自然而然地发生。潜意识心灵比起表意识来说，使用的是另一种更能基于确定目标所需要的直接表达的语言。如果你告诉潜意识心灵去发现某个在当下生活中造成困扰或挑战的创伤事件的最初源头，它将瞬间回到过去，当我们处于深度放松状态时，潜意识与所有这些信息是自动连接的，这些信息不在肉身上，它是非物质的，这意味着就像是进入一个无线电频道去得到某个特定信息。今天我们可以将资料上传到i-cloud或其他云端数据库，它们并没有储存在你的电脑上，你却可以在地球上的任何地方读取，通过互联网，电脑可以无线连接到这些数据库，搜集到相关资料。我们的心灵运作方式与之非常类似。有一种形式的灵魂催眠就是带领被催眠者回到中阴身，去体验进入肉身之前的那段时光。

在睡眠程序中，我们让潜意识引导人们找到超重的原因，这正是移除阻碍减肥和挡在前进路上的问题所要做的。

暗示催眠：暗示的力量

暗示的威力并不是催眠的特权，它是我们日常生活的一部分。当人们对你说了些不好听的话或是批评你，你的情绪就会发生变化；如果很多人都说你看起来像是生病了，你会发现过不了多久你就会觉得自己真有点不舒服；如果人们给你的是大量的赞美，这将使你神采飞扬，感觉好极了。给予肯定、赞美和欣赏对于人们有极大的影响力，能够改变他们对自己的看法。

假如癌症患者听说某人跟他患同样的癌症，而他/她通过吃胡萝卜痊愈了，那么他相信自己吃胡萝卜也会有疗愈效果。而你知道越多这样的故事，它的影响力就越强，这也被称为集体意识与信念的形成。

医学上将暗示的力量分为两种：积极作用(安慰剂)与负面影响(反安慰剂)

•安慰剂：假设病人相信或被告知某种治疗是有效的，这种疗法的效果就会提升，哪怕实际上这种疗法不具任何效力。而且，暗示能够抵消药物的化学效应，心灵的力量强过使用化学药物，只要穿上医学的外衣就能增强某种疗法的效力，安慰剂是催眠作用最科学

的证据。安慰剂效应已经被证实比起化学药物的治疗效果要好上一倍多。（参见之前章节）

• 反安慰剂：这是与安慰剂相反的催眠效应，来自因医疗权威所说的话而产生的负面影响。如果医生告诉病人，他患有绝症，只有三个月生命了，这将对病人的性命带来巨大冲击，并往往会缩短他们的寿命。

• 暗示法：医生们通常避免使用安慰剂，因为他们不相信它的作用，尽管科学数据显示在成千上万的研究案例中，这是对人类最有威力的有效治疗，它的作用远胜于医生所开出的化学药物。（自我）催眠正是心灵力量发挥功效之所在，它激活了身心复合体中自我疗愈和自我调节的机制，这是自我提升最有效和最快的方式！

• 催眠在手术中的效力：当一个心脏病人因为心动脉狭窄而需要动手术，在麻醉之后皮肤被切开又缝合，但医生并没有给动脉安装导管（但他认为医生安装了），相关的病症会像真的安装了导管那样都消失了。对于犯病的关节也是一样，换言之，只要病人相信做了手术，就会产生巨大的治疗效果。

• 植入想象记忆：我们在催眠中有一个重大突破。那就是：你可以让一个人在潜意识中相信一个在"现实"中并没发生的特定事件，比如有一个吸烟人士，你可以在潜意识中将他的吸烟记忆抹掉并植入信息暗示他从不吸烟。你所抹除的部分在专业上称为神经元突触。突触是自动保持特定习惯的神经通路，一旦被清除，你就再也不会惯性沉迷于此了，这可以是暂时的，也可以透过强化变成永久性的。你也可以创建一个新习惯的突触，它将随着时间推移成为自觉惯性。

这个方法的可能性是无限的，你可以创建排斥香烟、巧克力和某种食物的突触，或是相反的喜爱喝水、吃健康食物、运动等突触。

•减重催眠：我们将催眠和穴位按摩相结合来改变行为、情感因素、自我形象、饮食习惯以及我们与食物和运动的关系。睡眠减肥程序的一个亮点是，我们在你的记忆中执行了一个胃束带手术来缩小你的胃，此外，参与者需要跟随一些简单的指令和特定的练习来处理他们的情绪，这不是一次单一的催眠个案，而是透过有声课件所支持的一系列课程来达到长久的、持续的、改变生活的影响力。这需要参与者做出一个小小的承诺，那就是要坚持使用该程序，从内在改变，而不是投身于无用的热量限制节食法，那只会让情况更糟糕。用4～5周就能建立起能够延续终生的基础，在那之后就是强化和维护，通过此法所达成的长期有效的成功率高于90%，这是全世界所有减肥方法中前所未有的高成功率！

催眠对减肥的效果如何？

临床研究显示，要想保持减肥成功的长期效果，催眠的作用大约占35%。但如果你私下问问大部分催眠师，他们在减肥催眠中是否看到过成功的案例，你会惊奇地发现，他们的减肥客户中能够真的有长期效果的人数极少，而且这还是一个消耗大量时间的复杂过程，这是因为他们试图改变所有的一切而不是改变最基本(也是最简单)的问题，在没有清除那些自动持续旧有习惯的神经元突触的情况下，你不可能设置新的习惯！而这恰恰是我们的程序达到90%以上成功率的原因！这是一个由里及外的完全改写装置，不需要毅力就能达成。而且这个计划最重要的部分居然就在你睡觉时发生作用！

所有你要做的就是睡觉⋯⋯同时把大脑训练(睡眠程序)作为背景

大脑训练：睡眠改写程序是学习新习惯的解决之道，你必须先摒弃旧习惯，否则你就要用毅力来克服旧习惯，给生活加上许多的教条戒律。大多数人做不到这一点，实际上，只有4%～6%的人能靠他们的毅力获得成功！

通过这项新技术，你的心灵将被还原成自然健康的状态，来自你的父母、老师和媒体的负面模式将失去效力。

举例来说："吃完盘子里所有的食物！"就是我们的父母植入我们潜意识中最强烈的反自然的负面条件反射。当我们在放松状态(α或最好是θ脑波)和不经意的情况下反复聆听正面积极的确认信息时，改写就发生了，我们需要至少28天的无意识聆听养成新习惯，接着再用70天来强化这个新习惯，直到它在思维和潜意识当中完全扎根。

虚拟胃束带法

减肥方面的一个突破来自一位英国催眠师(希拉·格兰杰)，她最初开始给客户做潜意识暗示，暗示他们已经实行了胃旁路手术，胃部变小，只能吃少量食物。这个方法马上见效了，人们开始毫不费力地减轻了重量。

这成了减肥和催眠领域的重大突破。

通过我们的技术，你将被植入一个虚拟胃束带，它将在没有任何手术的情况下缩小你的胃部尺寸，那感觉就像你真的做了个外科手术，但实际上它只发生在你的想象当中，这会产生巨大的变化，同时透过附加一些其他策略，你将成为脂肪消化器而不是甜食消化器，因为情绪包袱会随着你聆听有声程序而减少，你将变得不太会饿，很快就有饱足感，并且感觉心满意足。

自然苗条的人的秘密

我们将在你的思维中植入苗条人士的习惯。睡眠减肥程序将删除那些将你困在节食、挨饿或暴饮暴食的恶性循环当中的旧习惯，创建一个让你像自然苗条人士一样生活的心理程序，这样你就能在想吃什么就吃什么的同时减重，你会停止攻击自己而开始真正喜欢你自己，这些与虚拟胃束带一起，将增进你改写潜意识程序而进入自然状态的作用，并伴随终生。

永远消除自我破坏

停止剥削自己，学习如何爱自己。我们将通过改写你的潜意识心灵来帮助你成为自然苗条的人，生活得和吃得像自然苗条的人一样，这将是你停止情绪性的暴饮暴食和自我破坏后的成果。

最终的成果不仅仅是减肥，同时还在各个方面提升你的生活品质，这是自主权晋升好几个层次的表现。

两种方式可以达成：

在一位受过训练的催眠师或教练带领下进行"如何变苗条"课程(可查看我们的网页)。

购买我们的心灵改写系统，回家自己做

去找催眠师

"如何变苗条"专家通常会设置4~5个咨询课时：前4个课时是在4周内完成至少28天的潜意识程序改写，这种方式的好处是你可以就个人问题与催眠师一起治疗解决，特别是在第3~4节咨询时有机会进行这些部分，但缺点是受过胃束带法训练的催眠师并不多，因

此，这个办法可能对你并不适用，对一些人来说付出费用是有必要的，但最终要有结果才算数。

轻度恍惚：只要放松就够了！

有些人会担心自己无法进入催眠状态，但在此过程中这不是什么大事，因为这个过程主要是靠想象。来到了医院，做了个胃束带手术，这并不需你进入深度催眠，只要一点点的松弛就足够获得良好效果了。这样做的原因是，即使表意识知道那个手术并没真的发生，但潜意识已经相信那是发生了的，并按照已经发生的状态起反应，你只要跟着感觉走就行了。这就是我们得到想要的结果所需做的一切。虚拟胃束带之所以起作用有两个原因：

潜意识比表意识更强大，会对我们的身体机能产生直接影响；

我们希望它发生，我们的表意识并不反抗，我们愿意改变而这会使效果更加显著。

基于这两个原因，透过催眠施行胃束带法就成了催眠历史上最成功的技术之一。

设置程序

每个人都能在脑波放慢一点(α状态)的情况下进入轻度恍惚状态，你并不需要很擅长催眠才能做到，催眠师会为你录制一个有声课程，让你每天在家听而达到设置的效果，或者他们可以使用我们的录音带。这将强化技术效果使其获得更大成功，客户每天都听这个有声课程对于加固潜意识程序设置是很重要的。这是帮助你在大脑中建立新的突触，同时不断清除旧有模式，就是那些你之前接收和受限的旧习惯，保证它们不再影响你。

进行的顺序

大部分催眠师会在第一次咨询时就植入胃束带，我们建议在第二次咨询中再现手术过程的真实紧张感，第2、3、4节咨询是作用在情绪问题上的，回应心里冒出来的任何挑战，同时创建对不健康食物和坏习惯的摒弃，有必要的话，在潜意识层面调整胃部大小，对大多数人来说，这些都是必要的，而且成效惊人。

你将减掉多少重量？

一段时期内体重下降的量值是有巨大变化的。大多数人从第一天开始就有一个匀速的节奏，每周逐渐减掉一定的量；有些人刚开始减重很快，接着就进入一个匀速的节奏；有的人刚开始较慢而在后期加速，需要记住的是，每个人都有她/他自己的步伐，循序渐进地稳步减重有利于身体去处理和适应这些变化。这个节奏是由身体本身的智慧所决定的，那正是对本人最佳的节奏。匀速稳定的减重要比溜溜球效应或涨停板效应好得多。

最终的结果

我们曾经问过这样一个问题：是否有可能设计出一个产品，可以帮助几乎所有人？

答案包括几个部分：

1.你想要减少多少体重？

这是个人部分最重要的问题之一，通过让客户专注于最终结果，我们的程序解决了这个问题。他们每一次的咨询都开始于再次确定最终想要的结果，接着潜意识心灵就会设置相应程序来达成这个特定的结果，于是所减的体重也就完全被设定成你想要的最终结果。当你达到你的理想成果时，就可以启动维护程序来保持理想体重并保证不反弹。

2.大部分情绪问题是普遍相同的

过度饮食的原因是普遍而广泛的，很多人学到的抑制情绪的方法都十分相似。比如男儿有泪不轻弹，于是男孩学会压抑他们的情绪，女孩则通过哭来吸引注意力，有时则是用零食来对付不好的感觉，他们都倾向于有情绪时就吃东西。我们发展出一种习惯模式，那就是无聊、沮丧、愤怒的时候就吃东西，还有那个著名的用来缓解关系压力的雪糕桶……最常见的情绪习惯模式在我们的减肥程序中都被解决了，同时我们帮助客户改变他们旧有的习惯模式而进入健康模式。

3.自然苗条人士的生活方式

睡眠减肥程序的一个非常重要的部分就是重建我们的自然本能，只在饥饿时进食，一旦吃饱了就停止。小孩子天生就有这些本能，但在焦虑的父母、无知的医生和营养师的调教下，我们破坏了本能和自我调节模式，最终超重了。胃束带法就能够轻松帮助客户，在赢回本来天性的同时回归这些本能。

4.积极的自我形象

程序的另一个重要部分是我们将改变你看待自己的方式。80%以上的集体潜意识对自我的看法都有一套消极程序，这就是为什么大多数人都爱批评自己，同时常常对自己和他人抱持负面的想法，我们评断他人的主要是因为我们正是如此评断自己的。

　　超重人士具有强烈的批判和否定自己的倾向，与此同时这会导致更多的情绪暴饮暴食，减肥程序中的重要成分就是解决这个问题，所以一段时间后，我们的客户开始对自己感觉更好了，他们减少了对自己的批判，从而改变了他们的情绪和自我感觉。

第四章　为什么肥胖不是你的宿命

超重背后的业力故事是什么？本章不是关于灵性，而是关于你真实的日常生活。业力这个词适应于很多事情。

"业力"这个词常常用于好与坏的因果报应的描述，表达好运和噩运的意思。但在减肥的话题上，业力扮演着另外一个角色。因此让我们先来了解一下业力的意思。

什么是业力？

业力是一个梵文单词，在印度宗教里用来阐述"行动"或者"行为"的概念，可以理解为是它导致了因果循环。

业力实际上并不是灵性的特别产物，它是关于因果的一个科学原则。如果你做了A，就必定会得到B。超重的表面原因似乎都那么简单和显而易见：你可以说这只是摄取了超出所需能量的结果，仅此而已。这就是为什么通常合乎逻辑的解决办法就是对饮食进行热量限制，或吃减肥药来麻木饥饿感，或是阻止脂肪和碳水化合物的摄取，以及更多的运动。但是经验表明，这些方法对大多人而言没有长期效果！

为什么会这样呢？这正是本书所要谈的。

我们对业力的定义

业力与时间有关(线性效应)，但是这种关系超越了我们正常的线性时间经验。

1. 即时效应

你做了某件事接着立即得到回应。比如，你吃了对你身体不好的食物，开始恶心呕吐。直接的影响让你认出这两个事件之间的关联性。

2. 延迟效应

你做了某事而过了一段时间才看出结果。这种情况可能很难看出因果之间的相关性，例如，牙医使用麻醉剂而你对它的麻醉效果很敏感，于是第一次你被麻醉了，没有别的反应，但是两年后你同样被麻醉时，却会有强烈的过敏反应。

这个原理同样适用于某些特定食物，你或许能够容忍它们一段时间，但是你"突然"会难以忍受曾经很享受的食物。这可能是由于身体中累积的毒素所引起的，一旦这些毒素达到一定程度，身体无法再承受，就会引起过敏反应。现在很多人皮肤容易过敏，他们因此而感觉昏沉和疲惫，却不知原因为何！

3. 长期延迟效应

这类影响将在多年后才会显现。例如，在你严重超重之前已经有多年都暴饮暴食，或者肺癌患者在癌细胞形成之前抽了几十年的烟。

4. 非线性效应

这是一个我们通常不了解的业力效应。比如某些事情发生在你的家族(祖先)里，而你承担了事件的后果，例如遗传性过敏症。所以不是你做过某事而是你继承了什么。有些人相信前世的业力，尽管我们不知道这是否是真的，并且不会深入探讨，但这仍值得思考。

即时业力从来都不是问题，因为你有机会立即改正它，你行动的结果会马上反馈回来，你可以选择下一步该做什么。如果一切都是即时业力，我们会学得很快，也会更容易保持在正道上！

延时业力则比较难被认识到，或许人们无法识别早期行为对目前结果的影响。它随着时间潜移默化，当我们发现结果时，为时已晚。

许多的老年疾病可以用延迟业力效应来解释，通常人老了许多。事就做不了了。例如骨质疏松，因为缺乏锻炼，多年来骨钙流失，在很大年纪时就容易跌倒，摔伤臀部，这主要是由于缺乏锻炼而不是年老的问题。

肥胖是显而易见的延迟业力

超重是在隐喻某些事情，它意味着有些事情你要开始面对和改变了。

超重的好处在于它是可见的，你用身体体现你的业力，大多数其他问题却是不太可见的。

皮肤癌和皱纹就是多年过度阳光浴的业力后果，有些人则因为太敏感，即使没有过度曝晒也会罹患皮肤癌，我们的生活方式所带来的大部分业力后果是隐藏的，例如动脉斑块(血管变窄导致心脏病、中风和其他问题)、失忆、心脏病、脑梗(中风)导致一侧瘫痪、帕金森综合征、老年痴呆症等问题，会在很久以后才在生活中出现。

因此如果你超重了，好消息是你可以看得见它，能够意识到其中有问题或是开始有问题了。坏消息是，你已经与之斗争了一段时间，要么已经放弃，要么仍然在做无效的努力，或者你相信自己无力改变它。更糟糕的是，许多永远不会起作用的减肥理论或者骗局使你深受其害，将你困在恶性循环当中。

真正的好消息是，你现在有了这本书，新的系统可以帮助你改变它。

肥胖是间接业力

业力是我们行为或选择的结果，所以看起来超重似乎只是一个简单的数学方程式，你摄取了身体所不能消耗的过多卡路里，所以额外的卡路里会成为储存的能量(脂肪)。这看起来太简单了！大多数科学家会就此结案，然后说：减少摄取量，燃烧更多卡路里，问题就解决了。基于他们的科学理论，减少额外能量的唯一方式就是限制热量摄入或通过运动来燃烧热量。

这个公式成立，但对大多数人来说无法长时间持续。还有另外一个问题总是将人们扔回这个模式——摄入比身体所需更多的卡路里：当你长期处于自我剥削(挨饿)和对抗饥饿的状态，身体反应将以较低的代谢率来节省能量，限制热量的饮食持续越久，代谢率就越低，低代谢率意味着身体会比正常情况下燃烧更少的卡路里，由于食物减少导致代谢停滞，减重就很困难了。危险的是，当你开始恢复正常的饮食，你的体重将激增！当你减少进食时，做一些正确的运动可以预防反弹，同时还能防止挨饿和被剥削的感觉。本书中的指南包括了所有这些方法！因此，人们是被困在一个恶性循环中了，那么更早之前的其他影响因素又是什么呢？

条件作用1：生活中超重的原始业力

所有的体重问题都要回溯到你的生活环境和早期所学习到的行为模式。作为孩子，即使是吃饱了，哪怕是不饿或是不喜欢那样食物，仍然被要求吃光所有的食物。你逐渐习惯于违背自己的直觉并且认为自己对身体的感觉是不对的。父母老师用他们的权威力量推翻了你的自我调节机制，这是在当时发生并完全瓦解你自身系统的第一个大的条件作用。如果我们不听从自己的身体，我们就被困在巴普洛夫的反射系统里(还记得那个著名实验吗？每当铃声响起，那只狗就会流口水)。到了午饭时间，应该吃东西了，于是不管饿不饿你都会用餐，你走进餐厅，装了满满一盘子食物(远远超过你所需要的)，你会吃光它，因为你已经习惯于吃完盘子里所有的东西。而许多人不吃东西是因为他们虽然饿了，但还没到吃饭的点儿！许多人即使早上并不饿也会吃早餐，因为人们告诉他，早餐是一天中最重要的一餐，这是你获得能量很重要的一餐，这完全是无意义的，并且大量研究表明这个理论是错误的。最重要的原则是：听从你的身体感觉！如果不饿就不要吃东西！跳过早餐是完全没问题的，甚至只要你喜欢，整个早上都可以不吃东西——只要确保你在良好的状态并且多喝水。我们将在第十三章深入探讨这个话题。

有些人一天只吃两顿、身材苗条；有些人一天吃六顿，也很苗条。他们的共同之处是什么？他们聆听自己身体的信息，需要时才吃东西，并且只吃身体所需的分量！

一个拥有健硕肌肉、努力训练的健美运动员或者体育运动员，一天要吃四餐，而且每顿都是正常人所吃的分量，他们仍然不会增加体重！

条件作用2：环境业力(现代生活)

如果你的父母喜欢多盐或多糖，你也会习惯于此。特定文化习惯也会加入到你的条件作用中，你会跟随上一代的脚步。改变的是，你生长在与父母不同的时代，或许你的父母必须步行上学而你不需要，或许你在户外玩耍的时间少于父母亲当年的时间，或许他们比你有更多的兄弟姐妹，或许他们能吃到的比你要少，一代人与一代人之间总是会有很大的差异。例如，一代人缺乏糖分、肉类和面包，因此你的条件作用是基于父母因为环境转变而在习惯上的改变。我们现在有比以往更多的糖、更多的咖啡、更精致的食品、更多奶酪、更多人造黄油、更多转基因食品、更多垃圾食品、外出就餐更多等等。农耕产业更多地仰赖于化肥和农药，牛吃了很多的抗生素、激素和垃圾食物(奶牛被迫吃其他牛的残骸)。我们被暴露在化肥农药和激素面前，身体的内分泌(激素)失调使得我们发胖。

同样，当你离开熟悉的环境也会遭遇业力。例如，你的孩子上大学就开始像其他同学一样聚会、吃东西，有些人结婚后会适应他们伴侣的生活习惯，另一个典型是男人会在老婆怀孕时增加不少体重。

乔伊的儿子从小被培养了吃纯有机健康食品、维生素片，还有多喝水、吃绿色蔬菜的习惯，除了小时候有过哮喘，他从来没有生过大病。在四年大学中，他开始了学生式饮食，吃比萨、精制食品、糖果、软饮料，还有啤酒，并且开始吸烟。他回来的时候整个人完全是一团糟，紧张焦虑，容易感冒，看起来很不健康。四年的破坏力远胜过多年前为了保护他抵制那样的环境所做的努力。是需要花些时间来找到你的完美健康平衡，这将会有点难度。

条件作用3：你所学习到的对待食物的行为业力

如果小时候你哭了或是不开心了，父母或爷爷奶奶就用糖果来安慰你，你就学会了用食物来麻木不快乐的感觉。有人用吃东西来作为抗抑郁药或是压抑情绪的方式，这全由自己决定，于是，当人们无聊、孤独、悲伤、沮丧或生气时，他们就吃东西。这可能是你超重的另一个业力原因。这样的情况时常发生，许多超重人士都受着"情绪饥饿"之苦。这个词的定义是利用食物来应付情绪或让自己感觉好起来。情绪饥饿就是超重的原始因素，请再次查阅第一章，看看如何处理情绪饥饿。

条件作用4：情绪和未处理的创伤之业力

业力法则很简单：你不能逃避必须处理的问题。如果你逃避，只是将问题推到了未来。

如果你不处理在生活中显现出来的未尽事宜，它们在今后会再次让你看见，出现的方式通常无法看出与起因有关的。经验法则是：你忽视需要学习的功课越久，未来就会遇到越激烈的功课。

例如，你学会了抑制自己的愤怒，现在你从不生气，你成为一个被动攻击者。这意味着你通过讽刺、评断他人、防卫有攻击性的人、背后说人坏话等方式来表达你的愤怒。你相信自己不是一个愤怒的人，其实平静的表面下却正是如此。我们在实践中发现，大约

80%的癌症患者压抑了他的愤怒或某个未尽事宜，这些就成为业力因素、遗传因素或毒素而引发了癌症。

年幼时没有抚平的创伤将一直困扰你，无论你在哪里，功课是：我们必须学会处理我们所有的问题，学习讲真话，设定清晰的界限，用健康的方式来表达我们的情绪。

体重问题往往是发生在我们小时候的某些事件的延迟情绪业力。有的人创造了一个包裹自己的"脂肪层"来防止他们受到不想要的关注。我们的客户中有一个这样屏蔽自己的例子，让我们称她西贝尔。

西贝尔当年是一个不被人喜爱的四岁的孩子，生长在情绪化并且经常被恶语中伤的环境。她的兄弟姐妹们个个都光彩照人又成功，她多希望自己也成为那样的人。家庭环境是争强好斗和野心勃勃的，她总是被拿来和她那些健美、苗条、成功的姐妹们做比较，她感觉自己永远也比不上她们的"完美"。食物是她唯一记得自己所拥有的童年乐趣——它能安慰她，麻木她不被爱的痛苦感觉。由于长年接受自己有多么丑陋、没用、没价值和不被人爱的信念所设下的程序，她只好放弃追求美好。她坦言曾很多次想要结束自己的生命，因为自己似乎不值得活着，她不相信自己能够从受害者角色走出来，并有力量创造自己喜欢的生活，她下意识地利用肥胖来让自己隐形，证明自己是不受欢迎、不可爱的。当她来见我们时，这个旧的程序依然在起作用，我们帮助她解除了那些模式以便让她能够减肥并且感觉减肥是安全的。有些人从未喜欢过他们的自我形象，所以用大量进食作为安慰自己的方式。就像西贝尔，他们觉得自我形象不再重要："反正我们是没有吸引力的。"其他人也从未认真对待过这一点，而且超重给他们带来"更多的存在感"。这些只是我们超重的业力原因和潜意识如何运作的几个例子罢了。

遗传业力

来自遗传基因的业力使你继承了易胖趋势和减重或减肥问题。当然有时它也是一个好的功能：如果你是因纽特人，就需要脂肪来抵御寒冷。

前世业力(非线性时间业力)

世界上三分之二的人相信人死后有生命。大部分人相信重生，这意味着我们总是会重新再活一次(轮回)。我们无法用科学来证明或否认这一点，但它有可能是真的。因此，这一刻让我们假设这是有可能的。

如果你在最近的前世死于饥荒，你可能会带着那一世由于食物匮乏所带来的痛苦记忆进入此生。你饿死的记忆如此强烈，以至于大部分时候都暴饮暴食以确保自己永远不会再被饿死。你会花毕生的时间与超重抗争，直到这个记忆被疗愈。如果你前世死于某种让你变得十分脆弱和虚弱的疾病，也会与上述情况联系起来。我们的经验是，前世状况对你的饮食习惯有着令人难以置信的影响力，而那些前世记忆必须被清除，好让你从那个创伤中获得自由。你的前世程序可以在一个受此训练的专业人士的帮助下轻易解除。

大脑训练会改变你回应生活的方式。在我们的大脑训练中，我们注重清理所有过去的模式，并不真的在乎它们从哪里来，因为这不重要。用计算机来比喻：当你请一个专家帮你清理计算机中的病毒、上网痕迹和其他杂物时，你真的不在乎知道它们的由来，你只关心两件事：

1. 确保所有的负面影响都被去除了；

2. 具有防止它再次发生的保护措施。

这正是我们的睡眠减肥程序所做的。

为什么这很重要？

我们说明这一点是想告诉你，透过大脑训练你能影响所有这些因素。

你能转化那些不认可自己的行为，你可以疗愈痛苦的记忆，你可以释放情绪，改变你与食物的关系。

大脑的训练可以归结为，你选择改变从他人那里学来的思维模式和信念，将它们改变成支持你的模式，允许自己走向更健康、更快乐和更成功的生活。你看待自己的方式和赋予自己生活的意义决定了你的生活品质！经由改变对自己的看法，你将赢回生命的掌控权而不是继续做过往经历的受害者。换言之，把你的负面业力转化为正面业力，我们相信这正是我们要去往的正确方向，数百位客户的故事可以证明这一点。

第五章　如何击败食品工业的把戏

在开始大脑训练之前，需要了解为什么我们每天吃的大多数食物会让我们生病和超重、我们大脑训练要如何帮助你的心智爱上"自然健康的食物"，而这些食物将有助于我们保持苗条、健康和快乐。

詹姆斯的故事

詹姆斯是和他妈妈一起来见我的，他当时17岁，已经严重超重！他身高181厘米，体重125公斤。他裤子上"勒着"好大一个肚子，走进我办公室都是气喘吁吁的。但他来见我的真正目的是治疗头痛，他晚上睡不着，白天却很疲惫，结果就是在课堂上打瞌睡。

我检查了他的饮食习惯，表面上听起来一点都不坏，直到我们挖得更深才发现问题。他用一个著名品牌的麦片泡大量的牛奶作为早餐，这样吃的好处据说是富含纤维，而坏消息是：这东西富含糖分。然后他早上又喝了一大杯橙汁(全糖)。每周有三次他会吃很棒的美式早餐：奶酪煎蛋卷配香肠和粗玉米粉。作为零食，他会吃2个含丰富纤维糖的燕麦条(也是一个著名的牌子)，因为燕麦条太小了，填不饱肚子，只好作为零食。午餐要么是一个夹满火鸡肉的巨大的三明治、沙拉酱和一些酸黄瓜(泡菜)，要么就是一个火腿奶酪三明治和一杯天然果汁饮料(含糖)。到了下午，他会再吃2~3个燕麦条，喝一瓶可乐(富含糖)。晚餐时，他会吃碳水化合物和配了一些蔬菜的肉类作正餐。接着，上床前他会再喝些巧克力饮料，有时候则是零食。我请营养师计算了一下，他每天摄取的热量接近4000卡路里，糖摄入量奇高，同时他还深受低血糖和抗胰岛素之苦。

他的家人并不知道，他们因为被灌输的宣传所选择的饮食方式正在谋杀他们、使他们发胖。猜猜看，结果是……他们全家大多数人都是肥胖的。照这样的速度，詹姆斯将在21岁前患上糖尿病，他的肝脏被来自食物的糖分和化学品冲击得更虚弱，导致头痛。他花了九个月时间回复到自然体重并改为健康的饮食习惯，在食用了三个月没有任何化学加工食物的新营养疗法后，他的头痛消失了，随着体重逐渐下降，他的睡眠也越来越好。

食品工业：不惜一切代价赚取利润

食品工业大量生产只给我们少量的营养价值、破坏我们身体的生化平衡、让我们无可救药地沉迷于其中的有害的食品。他们投资数十亿美元来研究如何使我们对食品和零食上瘾的方法。他们花大价钱雇佣最聪明的人来愚弄我们的大脑，让我们喜欢某些化学合成物，然后用巧妙的广告催眠我们来买他们的"混合物"。我们正在抵抗的是一个强大的贪婪的工业联盟，他们在资本主义世界观的驱使下，不惜付出无视顾客尊严的一切代价来获取利润。食品行业的目标就是先让你上瘾，接着你就会不断地回购更多。这些伟大的上瘾研究进入市场和产品包装，诱导我们这些消费者购买产品，甚至超市里摆放商品的方式都是基于心理学和科学研究的，一切都是为了让你购买比实际需要的多更多的东西。

我们被诱骗失去了我们的本能

作为人类这个物种，我们已经失去了与自然的本能联系，也就是吃什么以及什么时候吃。我们的血糖水平失衡和化学层面的失衡是我们所吃的精制碳水化合物和其他精制食品与加工食品造成的。

味觉欺骗了我们。我们落入了食品工业的陷阱，吃了对我们不利的食物或者对我们的长期健康不利的食物！

最好的食物是经过最低加工和最小化学处理的，越接近自然，就越是好的食物。这是多么简单啊！

DNA：我们的穴居人遗传基因

记得，我们古老的身体里并没有应付这些成为家庭主食的化学加工食品的适应基因。虽然我们生活在现代，但我们作为猎人生存在这个星球时的物理体格并没有太多进化，实际上，我们的基因和曾经在这个星球上漫步寻找食物和居所的祖先是一样的。

肥胖只是食用转基因和化学加工食品的后果之一，加工食品的其他业力后果表现为退化性疾病、关节炎、糖尿病、早衰、心脏病和其他许多现代病。

你是如何发胖、如何被诱骗吃垃圾食品的

商人们可是花了大价钱来让你吃不健康的食品，他们真的很擅长此道。你在电视上看到欢乐的年轻人嚼着脆薯片或喝着减肥饮料的聪明广告……或者你驾车上班途中的广告牌上有一位世界著名的运动员正在递给你一口清爽的功能饮料……你在牙医办公室的杂志广告上看到一个拥有健康风貌的家庭正在享用速食餐点，等等。

我们平均每天要接触近3000条营销信息。研究表明，这些广告

在我们心灵视觉中形成的图像和联想的效力远远大于我们所意识到的。它们影响我们的行为并且形成隐藏在潜意识心灵深处的记忆模式。

出什么事了？

"所有广告商都会告诉你，成功的营销就是情绪诉求和避开批判性思维的雷达。"玛丽恩·内斯特博士，开创性书籍《食品政治》的作者说，"我们不应该去注意广告，而且我们不应该寻找它——除非我们是故意的。"

心锚

营销人员要你自动地把他们的品牌和快乐的感觉联想起来。他们为自己的产品设定一个积极的感觉，他们这样做是为了把人类的基本动机——例如成就感、有趣的活动、归属感、自我实现与他们的品牌连接在一起——来提高产品销量。

幸福、健康、趣味性的销售

你会在电视和杂志广告上看到这些——美丽的人们，玩得很开心，阳光灿烂，完美身材的舞者随着众所周知的流行音乐和旋律翩翩起舞，敦促你"及时行乐"，活出"你梦想的生活方式"。他们故意建议你不去想行动的业力后果，而是专注于当下的快速满足。有什么比来点化学鸡尾酒更容易让人快速兴奋的呢？

你知道自己在看的是一个虚假广告，但你还是会感觉有点窝心和兴奋，甚至会微笑，因为在潜意识层面，头脑会忆起你的那些快乐时光。

这正是那些确实伟大的广告创意背后的公司想要你感受的，例如可口可乐。这些广告让你无意识地形成对该品牌的情感依恋。下次你啜饮着可乐时，就会想起那个广告，你大脑中的积极奖励中心就会亮堂起来，你将感觉好极了。

有效的市场营销让你认为是自己在做主

有效的市场营销让我们以为自己的反应完全是理性的：人们试图向我们兜售他们的产品，我们将这些市场信息当作有价值的，接着我们认为自己做出了明智的决定。而研究结果显示了一个不同的故事，我们相信自己做出了理性的选择，事实上这是我们做出极为情绪化的选择并将它合理化之后的结果。

这些广告形成的图像和联想在我们心灵视觉中的效力远远大于我们所以为的，许多广告包含着人们不明白或选择不相信存在的微妙心理特性。

趁他们年轻快点把他们逮住

孩子们最容易接受营销信息——他们的大脑像海绵，准备接受他们收到的所有信息。营销人员利用这个最易进驻的阶段发展"品牌烙印"——这是心理学家们所用的一个词，用来描述透过公开重复品牌名称来在我们的大脑记忆网络中设定一个特有品牌编码的过程。

仅仅在美国，食品工业每年就花费11亿美元来确保人们把钱花在嘴上。麦当劳的"欢乐餐"和各种免费玩具就是将品牌在年轻一代心中终生烙印的好办法。

品牌忠诚度可以早在两岁就开始——这个年龄的孩子开始辨识和发展出对熟悉特征的喜好，同时能够认出便利店货架上的商品并指名索要。

我就要欢乐餐

"纠缠消费力"，这是一个术语，指的是孩子们缠着父母要买广告产品的能力，而你就为孩子买了其实是想要他避免的东西。"欢乐餐"通常与热门电影里孩子们"必备"的形象玩具联系在一起，吃完欢乐餐之后，还有个可以供他们玩耍的游乐场……一个巧妙的包装。

童年时期收集的品牌烙印常常被我们带入成年，你小时候所接触的酒精和烟草品牌正是你日后更愿意尝试的品牌。

这是一种病毒，就像一台电脑中了病毒，它会感染你的大脑。

类似我们之前使用过的比喻，就像是由于登陆互联网而带来的病毒和上网痕迹感染了电脑，我们的大脑训练将清除你头脑中那些被植入的潜意识信息和条件反射，这些信息往往比你从父母那里学来的错误模式更糟糕。跟电脑比起来，你的大脑不可能通过一次课程就能清理干净。就像这些信息是通过重复展示而植入的，净化过程所涉及的步骤也是如此，这就是睡眠程序超越催眠和其他治疗方法的最大好处。你可以每天晚上自己训练大脑！夜间大脑训练课程是我们的一个最大的突破性进展：它让你有效地使用你的睡眠时间（你的心扉完全敞开而且对信息来者不拒）。更多关于这个课题的内容请见第八章"训练你的大脑，让自己睡觉也会瘦。"

收回你的大脑掌控权

当今的食品制造商生产了大量超级美味的全糖、全脂和全盐食品。这些食品哄骗我们的大脑奖励中心，让我们想要更多，我们发现这些食物简直到处都是(在你最喜欢的咖啡馆、登记处、加油站……)便宜又方便。我们沉迷于这一类型的食物，就不再被一碗草莓或一个苹果这样的天然食物所吸引了。我们宁愿吃高糖、高能量或高蛋白的馅饼或松饼，在最短时间内我们大脑的奖励中心(会产生多巴胺——身体制造出兴奋剂使我们感觉棒极了的位置)就因麻木而屈服了，它应付不了如此多的过度刺激，于是大脑彻底改变以适应这些状况。由美国国家健康研究院资助的最近研究表明，食物上瘾者的大脑扫描所显示的变化与伤害跟那些可卡因使用者是一样的，这种状况造成的影响是，我们需要越来越多的食物让我们处于同样的困境，同时不断渴望它。

走出上瘾的怪圈

1. 意识到发生了什么。不允许任何人下意识潜入你的心智。你必须是那个决定要给你的大脑输入什么的人。因此不要让电视作为背景整天运行着，注意那些广告正试图卖给你什么。(这是一个有趣的练习，你会有很棒的学习体验！)不要相信那上面说的任何事，仔细阅读你要吃的东西里到底有什么，然后决定什么是最适合你的。

2. 不要相信贴在前面的漂亮标签——要阅读你所吃的食物的背面包装上的成分说明！记住，聪明的营销人员绝对知道如何描述一个食品才能让你觉得这对你有好处。自从食物不耐受性充斥着他们的头脑以来，他们最爱用的并且很热门的词是"农场新鲜品""纯天然""无麸质""脱脂"——其实这些产品往往都是被糖分包裹着的。一个简单的经验法则：如果你从天然食物中拿出一些东西，你就必须拿另外一样东西替代它，而且还要口感依然不错。

3. 成为速食食品检测者并停止购买它们！一步步让自己从那些向你的大脑悄悄植入不良信息的秘密破坏者的手中摆脱出来，重新训练你的味觉并喜欢上天然食物，你可以修复大脑所受到的损伤，每次做冥想练习训练你的大脑，你就是在巩固大脑细胞并帮助大脑修复。我们的睡眠减肥日间有声资料就是这个修复的完美助力。这不仅仅让你建立起打破权威的习惯(它将提高你的生产力，提升意识，激发创造力，给你很多的能量)，还会帮助你的大脑复原并强健起来！

第六章　虚拟胃束带使你胃口变小并轻松减肥

真实胃束带

真正的胃束带需要通过外科手术来安装，需要进行麻醉，是把一个类似于项圈的带子束在胃部最顶端附近，形成一个小袋子。这个小袋子是网球大小的尺寸，里面能装约1/2杯食物，而正常的胃可以容纳约6杯食物。当胃束带病人进食时，小袋子会迅速充满，而且这个束带延缓了食物进入胃下端的进程。由于上端部分已经装满，胃部就将"满"了的讯号传到大脑(就像没有胃束带时，人们不得不填满整个的胃，现在只需要填满一个小袋)，这种效果(讯号在只吃了1/2杯食物后就传到了大脑)帮助人们经常感觉不太饿，更快感觉自己吃饱了，并且饱足感可以持续很长一段时间。来自胃束带病人的报告是，他们吃得越来越少，而且体重随着时间下降了。

我妈妈和她的胃束带

罗伊：我的母亲在她大约65岁时做过一个真正的胃束带手术。刚开始她对自己的胃束带感觉很开心，她不再像过去那样吃东西，她必须多咀嚼，因为如果她不经咀嚼就吞咽太大的食物，会感觉有东西卡在喉咙里。她很快发觉自己更愿意喝汤来作为定餐，因为汤水更容易下咽。逐渐地，她已经习惯吃很少的食物，但这一切没有改变的是她的欲望，她仍然渴望巧克力和糖果，鉴于她现在吃得很少，她就开始增加零食的分量，她有时甚至宁愿吃零食也不愿意吃适当的正餐。最后胃束带变得无效。在最初减了一些体重之后，她在一段时间里又恢复了所有重量，回到了起点。通过见证妈妈的胃束带经历，我明白胃束带只是对症治疗，并不能解决真正的根本问题。我并不是说同样的事情会发生在其他所有正在用胃束带的病人身上，我只是强调胃束带不能解决体重增加所牵扯的复杂因素。这就是为什么我们要确保睡眠减肥程序能够解决问题的各个因素，而不仅仅是更小的胃部尺寸。

真实胃束带续集

每年实施的数千例胃束带手术大多是针对肥胖人士。这种手术主要应用于严重超重、肥胖引发的健康问题、有过肥胖症历史、年龄在18周岁以上60周岁以下和使用其他控制体重方法失败的人。患者必须符合特定要求才能成为手术的人选，许多肥胖人士由于健康风险和财务原因而不能进行这个手术。

根据《美国社会代谢减肥手术》的资料，胃束带手术对于肥胖症患者并不是一个轻松的选择。这是一个极端举措，任何重大的胃肠道外科手术都会伴随着常见的痛苦和风险。胃束带手术患者不但要承担手术风险，还必须长期遵守针对终身限制饮食的大量要求。

替代方案

现在，假如你能拥有胃束带手术的积极效果而又没有任何负面影响会怎样呢？这正是我们的大脑训练所要做的！在我们的睡眠减肥程序中，我们使用催眠常见的技术来训练我们的客户，让他们的潜意识心灵相信自己的胃明显变小了，仿佛他们真的做过胃束带手术。当然用户知道他们并没有被外科手术干预，但是由于重塑潜意识心灵的独特方式，他们身体和大脑的反应就像做过手术一样。

减肥革命和催眠

这项新技术增加了催眠减肥的成功率，成功率从平均35%上升到超过95%。催眠师希拉·格兰杰在英国做了两次临床试验，得到了相同的结果。换言之，催眠疗法被证明与手术具有相同的效果！或者说，这个催眠过程被科学验证与真实过程具有同等效力！希拉是第一个在英国开始这项技术的人，她帮助了数千位超重人士，曾多次被英国流行杂志报道。我们曾经有幸接受她的教导，并且改良了程序使其可以没有催眠师而独立操作。这样，每个人都可以在家里自己进行而且负担得起。为了充分确保我们的程序与希拉·格兰杰的方法获得相同(甚至更好)的效果，我们对程序增加了更有威力的成分。帮助你终结超重的痛苦是我们的使命，同时我们要让这个方法对尽可能多的人们都能简便易行。

新的好朋友

请允许我们向你介绍新的减肥朋友和搭档：你的虚拟胃束带。

透过拥有"安装在你潜意识心灵"的虚拟胃束带，你通往苗条健康的旅程将获得一个美妙的推动力。当你学会了恢复对身体信号的自然反应，就会停止过度饮食，这会让任何人减起肥来都更容易。你可以用一个酗酒者治疗前后的效果做比较，他们再次喝酒时就会感觉很糟糕。虚拟胃束带也有类似的效果，它会让你不再吃太多，这样你就可以开始打破旧有模式。

虚拟胃束带都做些什么？

在设置虚拟胃束带之前，你的胃大约是西瓜那么大的尺寸，当你吃了很多食物时，它就会扩展成一个非常大的西瓜，当你习惯了不吃那么多食物时，它也会缩小尺寸。当你的胃满了，你就感觉饱了；当你吃过头了，你就会感觉鼓胀而胃会感觉难受；当你通过习惯性暴饮暴食，撑大了你的胃，你会吃得比你所需要的还多而不会觉得太糟糕。

虚拟胃束带和真实胃束带一样有效

这是因为你的身体会对在催眠中创建的胃束带手术的植入记忆起反应。还记得我们如何解释你的潜意识心灵运作方式吗？它就像一个孩子的心灵，它会将所有东西逐字记录下来，在睡眠减肥中，我们运用这个效应来增进效果。尽管你的表意识非常清楚你没有做过手术，但你的潜意识心灵会相信它发生了并给予相应反应。

有了虚拟胃束带，你肯定不会再吃很多，而且很快就觉得饱了。

我们喜欢这个方法的理由之一是，每个超重的人都可以使用这个技术，无论他们有多年轻还是有多老，或者他们有多少健康问题。想象一下，我们能够在日益增多的儿童肥胖症上建立起这样的转变，那该有多棒啊！假如通过训练孩子们的大脑听从身体信息而帮助他们摄取健康饮食，这就已经很棒了！我们会为社会节省和减少大量的金钱与痛苦……请在第九章"消除自我破坏，成为自己最好的朋友"中阅读更多关于大脑状态和童年程序的相关影响。

虚拟胃束带：准备与安装

就像真的手术一样，你需要做准备！我们要让这项技术达到最好的效果，这就是为什么该程序中的第一节有声课程名为"虚拟胃束带准备工作"。这个有声课程将帮助你的大脑准备好进行真正的胃带安装手术，提高大脑兴奋度(就是想象在真的手术前你会有多紧张！)并且听一个星期。大多数人注意到了这个录音的效果，毫不费力地开始减少食量。我们以这种方式模拟一个现实生活情境，你知道自己将要进行实际手术获得胃束带时的生活情境，通过这个方式，我们让在潜意识安装胃束带这件事显得更为真实！

第二节有声课程的名字是"安装虚拟胃束带"

你将按照真实手术的样子经历全过程，这个过程将为你创建一个甚至比真实记忆更深刻的想象记忆，事实上，它的细节将被重现至少十次(在第二周里)，大脑中不断显现这些记忆，你的潜意识无法判断想象的手术和真实手术之间的差别。通过频繁聆听这个有声资料，它会自动储存在你潜意识的记忆库深处。我们注意到这比只进行一次催眠课程来安装虚拟胃束带更具威力。现在，你感觉效果更显著了，当进食达到了预期目标，你的胃就会告诉你，这甚至比真实手术好多了，因为做了"真正的"胃束带手术，你必须警惕和背负所有的手术风险(并发症、血凝块风险……)

虚拟胃束带给你带来了所有的好处而没有任何负面影响！一切都发生在潜意识层面，没有什么负面影响好担心的。

获得虚拟胃束带的两种方法

一种方法是熟悉睡眠减肥的减重专家或是一个懂得此过程的催眠师来做催眠咨询。在个人咨询中，专家会做好准备并引导你经历这个过程，同时能够解决独特的个人问题，但就像之前我们曾强调的，目前美国还没有多少这样的专家，这就是为什么我们还会提供专业人士的训练，我们要培养更多治疗专家，这样他们就可以在实践中运用这项难以置信的技术！因此，如果您本人是教练或者治疗师，我们建议您获取我们在现场研讨会中制作的特别训练视频。我们需要更多的专家来帮助更多的人们实现他们的权利：一个自然苗条的身体。

第二种方法是通过www.sleepyourfataway.com网站的睡眠减肥程序中提供的有声课程。我们设计了一个特别的"虚拟胃束带课程"，那里为你配备了绝妙的助手，所有你要做的就是放松和聆听冥想的引导，我们将指引你经历手术过程，而你的大脑会做好其余的事。最后，你的潜意识心灵将会积极地帮助你而不是阻碍你！在我们的夜间睡眠减肥程序中，这个效果会增强，它让你的大脑调整虚拟胃束带来适应你的需要，你要做的就是在睡觉时聆听夜间录音(作为几乎没有声音的背景来播放)。

另一个选择是，根据我们的特别指南，不花额外费用的情况下完全自己操作。这个计划也会非常有效并帮助你找到自然苗条人士的身心模式，这要求稍微多一点的自制力，但做起来是非常容易的，并且对那些无法长期奏效的潮流饮食是个很棒的替代。我们对成功减肥并能保持体重的人进行研究时发现，他们不是靠节食达成目标的，而是靠改变自己的生活方式，这正是特别指南将要教会你的。

因此我们要说的是，尽管胃束带法让减肥变得如此容易，但没有这个步骤仍然可以成功减肥。

麦克拉的经历

我从未设想过或见过一个催眠师，因此当我和乔伊做第一次咨询时，我既紧张又充满疑虑，但我已经尝试并搞砸了那么多节食计划，也依然没有改变我两次怀孕后的超常体重，因此，我愿意尝试任何其他方法。在我们做第二次咨询时，我安装了虚拟胃束带，我还记得催眠刚开始时我的想法，我能听到乔伊的声音，心想："好吧，这是轻松美好的。"

但另一部分的我却在担心不能足够深入……以及这个方法可能对我没用。当乔伊建议我只要放轻松时我真是松了一口气。我想她甚至说过"你不需要进入恍惚状态，只要跟自己玩就好了——就像是一个游戏"，在那之后，我就放手了，就当是在听一个故事。我很惊讶有这样的催眠以及自己在这当中所感觉到的情绪。这类似于在自己的脑海中看电影，而且看得挺欢。我清晰地意识到周围发生的一切并且感觉一切皆能掌控。我们完成时已经是午后稍晚的时间了，我开车回家为家人做晚餐。晚餐时，我吃得慢而保持觉知，并且注意到(这给我巨大的欣喜和惊讶)我的家人们竟然也采用了跟我一样缓慢的吃饭节奏。我们玩起了吃一口就放下刀叉的游戏，孩子们开始比赛，看看谁是吃得最慢的。我丈夫说我看起来非常放松，我们的用餐充满了欢乐的气氛。我们有了更多时间聊天、彼此聆听，直到那时，我才意识到自己盘子里甚至还有一半的食物没吃完呢！但我感觉真的吃饱了，满足了！往常我不仅吃光自己盘子里的食物，还会吃完孩子们剩下的，这对于我来说绝对是第一次，我特别为自己骄傲！最棒的是，自那以后我就一直如此了！同时我感到更大的自主性，生活更放松了，纵使有一天孩子们让我感到很难对付或者事情让我很有压力，我都会匀出让自己静下来的时间来听录音，其间我喜欢冥想并且很容易进入状态，因为聆听乔伊的声音让我迅速进入恍惚放松的状态。我减掉了因为生孩子而增加的所有多余体重，这个过程是如此的轻松和不费力，我真的无法说出曾经痛苦过的每一天，当我的孩子们谈论现在的我有多酷时，我觉得自己就像一个女王！

第七章　你为什么需要睡眠减肥

奇幻作家吉姆·巴契尔曾经写道："睡眠是神，去崇拜它。"

我们将在本章探讨为什么要听从他的建议，以及为什么缺乏睡眠会造成比我们想象中更严重的后果。我们一生中会花大约36%的时间睡觉，这意味着如果你活到90岁，你就花了32年时间睡觉。这是一个巨大的时间量，是时候认真对待我们的睡眠了，它在保持我们的身心健康上起着至关重要的作用。

如果回到过去没有电力的时代，我们的睡眠主要是通过日夜的自然循环来调节的。当爱迪生巧妙地发明了灯泡，事物就开始迅速改变，包括我们的睡眠模式。爱迪生自己曾经引用说："睡觉是在可耻地浪费时间……"这句话使我们对睡眠的态度有了一个总体看法。我们都认为必须在生活中争分夺秒地工作，企图用更多、更多的事务塞满一天，因此最大限度地缩短我们在床上的时间。我们持续缩短晚上的睡眠时间，比起20世纪50年代，我们平均每天少睡了1.5小时(20世纪50年代，我们每天会睡8小时左右，如今大概是6.5小时)。

事实上，睡眠是我们生物钟的一个极为重要的组成部分，神经学家已经开始说明为什么我们需要给予夜间睡眠更多的关注和价值。罗素·福斯特，英国神经学家，解释了我们的大脑功能和睡眠量之间的所有重要关联。当我们睡着的时候，我们的大脑并没有关闭，实际上，大脑的某些区域在睡眠状态下比在清醒状态下更活跃。睡眠不是由大脑的某个结构控制的，而是某种程度的网络功能，睡眠产生于大脑中一系列不同结构的相互作用，也是通过这些相互作用来启动和关闭的。

我们为什么要睡觉？

对此，科学家有许多不同的看法：从已知的修复和再生作用，到更为复杂的例如大脑处理和巩固记忆的作用。福斯特说："我们知道的是，如果在你努力学会了一项工作之后，你的个人睡眠被剥夺，那么你学习那项工作的能力也就被销毁了。所以，睡眠和记忆巩固也是很重要的，然而，这不仅仅是记录下记忆并回顾它，让我们真正兴奋的是，通过一晚上的睡眠，我们用新的方案解决复杂问题的能力将大幅度提升。"

事实上，据估计，睡眠将给予我们三倍的益处。

晚上的睡眠增进我们的创造力。它看起来是这样运作的，在大脑中，那些重要的神经和神经元突触被连接起来并被强化，而那些不太重要的则倾向于消失、被忽略。"

另一个研究是由罗切斯特大学的麦肯·尼德歌德展开的，他声称我们的大脑在晚上都忙着做清理工作。"我想我们已经发现了为什么我们要睡觉，"尼德歌德说，"我们睡觉是为了清理大脑。"一系列的小白鼠试验显示，在睡眠中，脑脊液充满在大脑周围然后流出，像一个生物洗碗机那样排除废物，这个过程在睡眠中会更加活跃，因为清醒时脑脊液布满脑部需要太多的能量。研究人员说，这个过程有助于去除脑细胞自然活动部分产生的分子碎片，随之被清除的还有毒性蛋白质，当它们在大脑中聚集时将导致老年痴呆症。

福斯特总结对人类睡眠的研究得出，睡眠对大脑的影响是：睡眠不是放纵，它不是我们登上飞机这类简单的事情，我想可以把睡眠比作一次经济舱到商务舱的升级……(我认为)它甚至不是从经济舱到头等舱这么简单。我们要认识的关键是，如果你不睡觉，你根本不能起飞，基本上，你永远到不了目的地。不同寻常的是，我们这个社会大部分人都在很大程度上被剥夺了睡眠。

当我们被剥夺睡眠时会发生什么事？

在我们的社会里，人们整体都没有得到足够睡眠。有一部分人群比其他人群更受折磨：轮班工人(他们的生物钟完全失去了平衡，他们大多只有5个小时的夜间休息)，频繁飞行的时差痛苦，青少年(他们的大脑需要工作9小时，而大约只有7小时睡眠)以及因为长时间工作而承受长期压力、奔走于职场和个人生活之间的庞大群体。

打盹的危险

当我们的大脑过度疲劳时会有一个自然反应，就是让你睡上几秒钟，类似于重启计算机系统。这种不自觉的入睡可能会让你有点尴尬，但它们也可能是致命的。据估计，31%的司机在他一生中至少有一次睡倒在方向盘上。

据估计，美国有10万例高速公路事故发生的原因是司机疲劳驾驶、丧失警惕和睡着了。

缺乏睡眠会使你发胖

当你缺乏睡眠时，你将会感到更大的压力以及记忆减退、缺乏创意、容易冲动等这些痛苦，同时免疫系统也会遭殃，你将面临更高的罹患糖尿病或心脏病的风险(甚至癌症，对轮班工人的研究显示出这一点)以及全面缺乏判断力。但是，你知道缺乏睡眠也会触发不健康的营养选择吗？

如果你的大脑很疲惫，它会渴望物质来唤醒它：比如咖啡因、酒精、尼古丁和糖。你还会发现自己累了的时候会渴望更多的精制碳水化合物。如果你每晚的睡眠只有约5小时或者更少，那么你有50%肥胖的可能性。睡眠不足提升了生长激素的释放，以及饥饿激素，大脑中的生长激素激发对碳水化合物的渴望，特别是糖。所以体重增加存在着疲劳和代谢倾向之间的联系。同样的，你醒着的时间越长，要吃的零食越多，需要的卡路里越多！

获得良好睡眠的好点子

1. 把你的卧室变成一个安全港和睡眠天堂。

2. 尽可能地让光线变暗。

3. 保持清爽。

4. 至少在睡前半小时减少采光度，灯光让你的大脑保持清醒，这会延迟入睡。关掉电视，关掉手机，关掉电脑，关掉所有这些令大脑兴奋的事物。

5. 在一天中的后半天避免咖啡因，最好是从午饭后开始。

6. 睡前不要沉迷于高糖分的食物和饮料。

7. 吃些含有色氨酸的食物，它们是天然睡眠诱导剂，比如：

• 豆类

• 全谷物，包括大米

• 扁豆

- 鹰嘴豆

- 榛子

- 花生

- 鸡蛋

- 葵花籽

- 芝麻

- 大酱(黄豆发酵)

- 无糖豆浆

- 乳制品(如果你能忍受乳制品)

喝一杯让人放松的药草茶，例如甘菊、缬草、薰衣草和圣约翰草(St．John's Wort)……偶尔求助于红葡萄酒。

良好的夜间睡眠的益处

如果你有充足的睡眠，你将收获以下益处：

- 增强精神专注度和注意力

- 增强决策能力

- 低压力水平

- 更少愤怒

- 更低的喝酒和吸毒倾向

- 更少对含糖食物的渴望

- 更少的情绪波动

- 更多的创造力

- 更好的社交技巧

- 容光焕发

• 轻松减肥，毫不费力地保持健康体重

优化你的睡眠！

现在，我们知道获得充足睡眠关系到高能量水平、总体幸福感、心理和情感的理性以及健康体重……那我们如何优化花在被子里的时间呢？直到我们发现了既能减少睡眠时间又能保持健康的办法，这个问题就解决了，我们觉得最好的方法是有效地运用睡眠时间。那么试想，如果你能在夜间毫不费力地训练大脑会怎样？

好吧，这正是我们的大脑训练所要做的。我们研发了一个系统，这个系统在睡眠过程中建立了大部分的大脑自然状态。

阅读更多关于这个巧妙、有效又易于应用的方法，请参见下一章：训练你的大脑，让自己睡着也会瘦。

第八章　训练你的大脑，让自己睡着也会瘦

这个程序是独特的，与其他程序不同。

秘密成分(配方)

这个程序之所以如此强大，来自强化虚拟胃束带的效果和训练大脑植入自然苗条人士的新习惯这两者的组合效应，因此这个程序很容易操作。我们特别高兴的是，对大多数人而言，这个程序是完全不费力的，并且真正改变了他们的生活方式。

艾伦·诺尔：这感觉就像在作弊

这是来自艾伦·诺尔的使用感言，她是一位荷兰的幼儿园教师。她接受荷兰一家热门杂志的采访时说道：在尝试了所有类型的节食后，我开始感到无可救药。我超重30公斤，每次怀孕都增加10公斤，减肥对我来说有着难以想象的困难。我无法坚持将戒律贯穿节食始终，几次挫败之后就放弃了。然后，当体重反弹时我再次绝望，又开始下一个减肥计划。到目前为止，效果最好的是无碳水化合物节食，但在一段时间后就显得很无聊，我又开始偏离轨道。如今我通过虚拟胃束带有声程序已经减了超过24公斤体重。首先，我在之前的减肥计划中从未到达过这个程度！当人们称赞我的减肥成效时，我告诉他们这是多么容易，我都觉得像是在作弊，因为我知道减肥有多难！对我来说，它就像一个孩童游戏，睡觉前打开录音，就这

么简单！我注意到日常生活的变化，饥饿感减少了，情绪波动减少了，我更喜欢散步了，自我感觉也更好了，我注意到自己更好玩了，有时候还会哼哼歌曲，有了真正的快乐。这些都是减肥的奖励，这真是一个奇迹！

这只是我们众多感言中的一个，使用者们都有非常相似的经历！由于这个计划不是基于意志力而是聚焦在改变潜意识程序，因此它不会让你感觉自己正在努力减肥，只是让你对你所做的更有觉知而没有强迫你做任何事！

模拟真实生活

为了安装一个想象事件的新记忆，它要对身体显现得比真实事件更加真实，我们率先提出了一些有趣的催眠新方法。

1. 记忆设置是以思想准备好要做胃束带安装的前提来分段进行的。例如，如果你打算去做一个手术，比如胃束带手术，你在手术前就知道此事。我们为你创建了一个会话课程，在手术之前听一个星期，作为经历常规手术之前所期待和做准备的自然顺序。这个会话会让你身体紧张，增强你记忆的植入！

2. 接着我们会带你进入那个过程，有真实的医院声响和医院气味及其他因素的想象，这样做就能成功地让潜意识心灵认为创建的记忆是准确和真实的。聆听至少十遍虚拟胃束带录音会创造一个非常生动的回忆。结果显示这个记忆相当有威力。它唤起大脑中神经递质层面的强烈反应，即使事件没有发生，通过想象场景的重复所创造的感觉也将变得真实，潜意识心灵会接受这些想象并填补空白来让它更完整。

3. 强化：重复是非常重要的。它会在大脑中创建一个过程，最终结果是形成神经元突触。当安装新的"好"习惯时，这是尤为重要的：在程序中你将被引导想象已经拥有了新的"好"习惯，基于此，你的大脑就会像是已经拥有这些习惯那样创建突触，在现实生活中你就能体验这个习惯，如同生活的一个自然部分，形成新突触的结果是所谓的自动驾驶，不依靠意志力，它成为一个在神经层面安装就绪的新习惯。

这里有个例子把这个方法说得更为清晰：

记得你第一次学开车吗？刚开始，你必须有意识地思考所有分解步骤，如转动钥匙，系上座椅安全带，挂挡，踩下油门，检查后视镜等，我们称之为有意识地无为。那时，你必须想着它们。在一段时间的练习之后，你就能够很快地自动操作这些步骤——你变得无意识地有为。这就是我们要你做的，大脑训练将以比单纯依靠意志力更快捷的方式帮助你实现这个理想状态。

睡觉时训练你的大脑

睡眠程序已经被官方证实比催眠有更大的功效。最近圣地亚哥大学证实，它被美国政府用来帮助军队进行新兵日常训练。新兵们在夜间聆听正面肯定，变得更自信，能够更好地应对恐惧，更快地准备好执行危险任务。

睡眠程序是一项在睡眠时为你的心智提供有力建议的技术，它的作用是尽可能深度改写你的思维。有的程序能帮助你快速轻松地学习外语，更好地掌握语法，只要在睡觉时进行潜意识聆听就行了。

对减肥的最大帮助

睡眠减肥程序是一种非凡强大的有声体验，它在你的深层潜意识心灵中训练你的大脑，并带来积极地改变关于饮食、食品健康和最高幸福指数的基本信仰和行为，而它就在你享受着平静舒适的睡眠时运作着！

多年来，睡眠程序已经被成千上万的人证实是非常有效的，罗伊·马丁纳博士是欧洲最著名并最受人尊重的整体治疗医生，他已经使用睡眠程序很多年了。

罗伊：正如你在简介中读到的，我很年轻的时候就开始使用睡眠程序。当我成为一名医生，不再需要为考试而学习，我停止了这个习惯，开始改为在夜里听音乐。有那么一件事让我再次想起睡眠程序。当时，一位德国执行董事被确诊为癌症，当时癌细胞已经转移到他的肝脏和骨骼，他只能活三个月了，由于化疗，他看上去苍白、灰暗而憔悴，我的一个学生把他介绍给了我。在埃本豪森(德国南部城市)一个工作坊的午休时间，我见到了他。我让他做三件事：改变他的饮食以碱化血液，观想自己再次变得健康快乐以及聆听CD(来自我们的欧米伽治疗系列的"抗肿瘤"CD)。这个CD是为训练我们的大脑并强健免疫系统而设计的。我说因为你可能只有三个月时间了，我建议你每个白天至少听六遍，甚至在晚上也重复播放，虽然它不是用来在晚上聆听的，但我强烈建议你这么做，这样可以改变目前的局面。我们在一年后再见面，他完全变了一个人。扫描显示他痊愈了，所以他回来感谢我。他是这么说的："我对你的声音比对我太太的声音还要熟悉，你救了我的命！我平均每天听你的录音12个小时，你给了我希望和力量，尤其是夜间的聆听，效果神奇。从第一天起我就能更放松地睡觉，每天早晨醒来时神清气爽，感觉好多了！谢谢你。"

这时我才明白夜间程序能够用来做治疗，于是我们首先在自己身上试验，立马注意到自己有所变化并且有了更深度的睡眠。

乔伊：我们基于每个人的需求为自己和孩子们录制了睡眠程序。孩子们参与确定他们在睡眠程序中想要什么，这获得了很棒的效果。我们最小的孩子格蕾丝4岁，她坚持要整晚听她的录音。她伴随着睡眠程序长大，我们很高兴看到她那么健康、聪明、活泼、充满爱心。自从在晚上进行大脑训练以来，我们注意到，全家人都收获了许多积极效果和转变，简直有足够的故事作材料写成另一本书了。我们正在创建一个系列有声资料，这样你就可以全方位地参与到这个自我授权的伟大方式中来。

格蕾丝的幼儿园老师康特尼会在我们出差时来照看格蕾丝一周，她说："我对格蕾丝要听的那些有声课程印象深刻，于是我也听了，我感觉很棒，我也要为自己准备一份！我相信所有孩子都应该在晚上聆听这些积极信息！"

让私人治疗师整晚坐在你的床边！

"睡眠减肥"是一个独特的有力策划，是30年研究与测试的巅峰成就。即使你的表意识心灵表示怀疑，它们仍然会对你有用。我们喜欢比照不同的方法，让你拥有值得信任并感觉舒服的个人治疗师，每晚坐在你的床边给你积极肯定，帮助你建立强有力的、自我授权的信念，并且让旧伤散去。

为什么它不同于其他的睡眠程序？

1.许多睡眠CD的生产者所犯的错误是，尽管他们也管它叫"睡眠程序"，他们制作45～60分钟的录音并且建议你重复播放它，但是这完全忽略了身体的自然睡眠节律，并且某些敏感的人会感到疲劳和失眠。如果你使用这些程序醒来时觉得累，那么它就对你无效，你可能需要尝试一个新的改进版本。使用夜间录音导致睡眠不佳的另一个原因是音量太大，因此干扰你进入深度放松的状态。

重要提示：

记得用几乎听不见的音量进行夜间大脑训练！你不需要戴着耳机睡觉——只要让它做背景播放，正常去睡觉。你的潜意识总是完全清醒的，并将吸收帮助你减肥所需要的所有信息！

2.市场上的大部分睡眠程序不使用睡眠期间的自然脑波作为优势。了解梦境模式，人们就可以利用梦境来帮助减肥，就是建议提醒他梦见体重下降并且达到理想体重。我们把这个专利技术称为梦境整合，它非常有威力，是我们的一个伟大创新！

3.大多数程序只是给予积极的建议，而没有包含疗愈过去创伤经验的技术，这对情绪吞食者将是个问题。

4.睡眠过程是给出建议来增进新陈代谢和燃烧脂肪的理想时间，这对做过多次节食和代谢缓慢的人有很大帮助。

我们的独特系统

持续时间

我们的睡眠减肥程序比普通引导冥想时间更长，由十个独特部分组成，包括当夜间处于α脑波时设定意向(这是你进入梦乡时自动经历的阶段，但你仍然能意识到周围的环境），接着跟随给出的指导，你会发现它们在白天也很容易遵循。通过不断设定你的意向，保持潜意识心灵专注于你的目标，在这点上该程序是100%专门为你的个人愿望和期盼所设定的。

特别设计的脑波技术

刺激神经的声音用于晚上诱发做梦时间。这些声音帮助创造关于变得苗条、健康和快乐的清醒梦境，使用的是特别的白噪音和所谓的双耳声音，你的心灵总是处在接收信息的状态。"双耳节拍"和"单声道节拍"的脑波技术通常是在录音中的粉红噪音之中下意识运作着，感谢它们的运作，这非常有效，戴或不戴耳机都有用！

高速潜意识

潜意识心灵比表意识心灵吸收的信息要多得多！此外，潜意识心灵从不睡觉。我们将这种效果运用在夜间大脑训练上。我们在下意识层次推荐正面肯定，让它深层吸收，它们比正常速度快了三倍，下意识是表意识心灵听不到，只有潜意识心灵能听到的。

它提高了正面肯定的整合效果，并且加快了程序的速度……因为表意识心灵正忙着睡觉呢！

梦境整合

在这里，我们用心锚、粉红噪音和下意识来促进清醒梦境，让大脑习惯做已经变瘦的美梦，在心灵中创建一个目标已经达成的子现实，同时创建这个体验的神经三维模板，它将刺激自主神经系统在现实生活中遵循。这也意味着你自动创建如何变得自然苗条的经验，这个记忆变得如此真实，身体会自动跟随并为你变成那样。你创造了你所看到的和想象的!

用隐喻性语言激活右脑

右脑对想象和隐喻性的语言起反应。这个部分的程序帮助我们开发内在小孩的人格,创建一个新方法来释放、清除情绪以及毫无痛苦地疗愈过往创伤事件。这是程序能够在根源起作用的最重要原因,这对于情绪吞食者和有强迫进食障碍的人尤为重要。

日间强化

下意识程序

白天,你可以把有声会话当作背景播放,它们是下意识的。表意识只能听到音乐而不是话语。

这正是我们要的效果!这样你的表意识心灵就无法捕捉和挑战正面肯定,它将"允许"积极的减肥诱导和改变生活的信念进入你的潜意识,那是我们要这些积极诱导和信念生根的地方。这将加强睡眠程序的功效,使你保持在快乐和充满能量的状态。这点很重要,因为一些旧的程序太明显(想想你思考和想起那些限制性信念和消极想法有多久了),你的表意识会干扰这些建议。而下意识信息以绕过批判思维的方式让信息直接进入潜意识。

情绪平衡

我们必须学习处理的是我们的情绪模式。我们常常无法控制情绪,因此我们只有两个选择:

1. 表达它们并应对外部结果(我们的环境对情绪爆发的反应)。

2. 抑制它们并处理内在结果(情绪累积导致疾病和压力)。

我们一部分的使命和热情就是要让你知道这不是真的。你不必成为情绪的受害者，相反，你可以经由没有压力的平衡情绪来赢回你所呼求的力量。

我们已经创建了一些强有力的技术来帮助你在几分钟内转化情绪，这样你可以从紧张的状态来到快乐的状态。转变并不意味着压抑，相反，它是感知情绪，承认它，当下快速地处理它并找回你的力量。大多数情绪模式都来自我们小时候的条件反射，它们毫无价值。我们制作了特别的视频来训练你如何轻松应对和管理你的情绪。在这些视频中，我们证实了按压穴位可以处理压力、情绪饥饿和情绪。在罗伊·马丁纳博士所著的畅销书《情绪平衡》（稻草屋出版社）中你可以了解更多信息。

表意识强化："你的时间动机突破"会话课程——我们给所有读者的礼物！

我们也要给你一个简短的录音，你可以把它输入智能手机经常聆听，它将激励和激发你保持在正道上。

你会在这条路上走得很快并且毫不费力，在你有意识之前你就已经是一个脂肪燃烧器了。

作为本书的读者，你可以在这里免费下载"你的时间/动机突破会话课程"：www.sleepyourfataway.com。这是我们送给你的礼物，借此你可以先感受一下我们的程序听起来如何，试试看，没有风险。

第九章　消除自我破坏，成为自己最好的朋友

这可能是整本书最重要的章节！爱自己是幸福圆满人生的基石，是成功改变生活方式必不可少的部分，特别是在减肥方面。本章我们将探讨我们该如何看待自己，确定我们该如何对待自己，并且告诉你为什么假如你要成为天生苗条的人，成为自己的头号粉丝是关键。我们还会分享一些简单、有效又实用的练习来让你爱上自己。

脑电波和童年程序

给我讲一讲你的童年、你的父母、你的同伴们，我就能说出你认为自己是谁。在你以为我们试图痛击你的父母、痛斥那些你所爱的人而准备展开防卫之前，请放轻松，我们不是在经营指责业务，我们更愿意让你了解：

- 我们的童年经历如何形成我们的信念系统。
- 你并不像你认为的那样是个冷静而理智的决策者。
- 你根本不知道自己真正是谁，你只是接受了别人对你的看法。

婴儿在想什么呢？

让我们回到过去，想象自己变成甜美娇小、手无寸铁的小宝宝，让我来告诉你关于婴儿脑部状态的一些事。

事实是：你的脑波越放松，信息越容易进来，并被逐一设置成你的思维模式。

我们的脑波是什么频率呢?

让我们首先来了解不同的脑波。我们日常所经历的脑波状态有四种:

- β脑波
- α脑波
- θ脑波
- δ脑波

当我们处于β脑波时,我们是清醒的,我们的批判功能保护着潜意识心灵,我们过滤自己所感知的信息,修饰意见,同时依照我们的信念或情绪给予回应。

在α状态,我们显得更放松,挑剔减少,我们更愿意从全局的角度看问题,不再受批判性思维的左右,我们对新点子和建议更敞开心门,同时更具创造力。

θ状态时我们处于深度放松和完全敞开的状态,此时过滤信息变得困难而我们开始更能接受事物的本来价值,我们只对违背我们道德和深厚信仰的信息产生抵制,在这个状态下我们可以改变对自己的大部分信念,同时接收更有自主权的信念。我们通常在脑部活动放慢的状态下就睡着了。

δ状态就是我们做梦和整合的状态。我们在这个状态中处理白天所选择的信息以及我们的情绪。

让我们回到婴儿时期

现在来到2岁的年纪,2岁宝宝的脑波在大部分时间都处于δ状态,这是一种深度放松状态,就像你长大之后快要入睡时的状态,你会发现这时你几乎不可能保持清醒。从大约2～7岁，我们的脑波都主要在δ状态——仍然是非常放松的领域，长大以后，我们在静心冥想和晚上熟睡时才可能进入这个状态。这意味着作为小孩子，听到、看到和经验到的所有信息几乎都直接输入潜意识的大规模数据库，并待在那儿以备日后参考。

现在来勾画这个可爱婴儿或小孩的日常生活。这里有来自爸爸或妈妈的拥抱，他/她听着摇篮曲，聆听和观察每天发生在家里的所有事物，这当中有好日子也有坏日子，有时父母会经历一段艰难的时光，他们看起来疲惫不堪或生气愤怒，或许用争吵来解决；在另一些日子里生活则充满爱与和平。回想一下你自己的童年！我敢肯定你也会记得相当多的偶然事件、情境和状况。

有时你被爸妈教训(以积极或是消极的方式)，或者在学校被教训。你或许会看电视(或者作为背景在播放着，想想你下意识所听到的数以百万的广告暗示)；听收音机，听成年人谈话(或者吵架)以及与小伙伴们争论。又或许你有一位祖父母告诉你人生的真谛，与你分享他们的些许智慧，通常这就像是一个记忆万花筒被储存在你的潜意识里——不幸的是，不是所有这些都对你有帮助，使你拥有自主权。我们清醒意识到和使用的新增信息(约20%)，大部分都储存在无意识或潜意识层次。

大脑的主要"程序设置"发生在我们7岁之前，因为那是我们对建议、信息和印象最能敞开接受的阶段，你会发现在7岁以前，我们的脑波状态非常放松，就好像是海绵一样，在那个年龄段，我们不加选择地收集信息，因此拥有孩童般甜美的天真烂漫。作为小孩子，我们完全仰赖于别人告诉我们的样子来认识人生，作为一个人，我们透过经验来学习，当需要做出选择时也只能依靠我们的经验记忆银行(我们喜欢把自己想成是做出明智选择的高度进化、聪明和理性的人，但实际上我们只是基于过去的经验做了非常情绪化的选择，然后将之合理化……不过那将是另一本书要谈的了)。

你可以想象当我们是成年人的时候，我们拥有一个庞大的数据系统储存在潜意识当中，这些数据还形成了我们的自我形象。潜意识在表意识认知之下，你的表意识并没有触及这些记忆，只有一些深刻难忘的时刻保存了下来——主要是创伤事件或是愉快的经验，或是被图像化和故事化的记忆。

当我们16岁时，我们已经听到过平均约12000次关于我们是谁、我们不是谁、什么该做什么不该做、我们擅长什么不擅长什么的信息——于是在我们所谓成熟之后，我们确信这些被告知的信息，并认为这就是我，因为那些信息已经形成了一个潜在现实的模板，支配着我们所感知到的当下现实。

你的自我认知与发胖有什么关系？

比你想象的要多得多！在上千位超重客户的治疗练习中，我们发现一些共通的模式，其中之一就是大部分超重人士都缺乏自爱和自我价值，具有强烈负面的自我形象，换言之，他们很不喜欢自己，不相信他们值得拥有爱、成功、美好的生活，并且有严重的自我批判倾向。

卡琳的故事

卡琳有个酗酒暴虐的父亲和逆来顺受的母亲，作为一个小女孩，她很快就学会了必须成为"隐形的人"以便安全度过童年，回家就好像进入俄罗斯轮盘赌，她永远不知道父亲正处于什么状态，以及家里的气氛到底有多恐怖。当爸爸心情好的时候，他会很友好，他们会像一家人那样玩得很开心，但是在爸爸心情不好的日子里，就像是走在雷区一样，卡琳必须小心谨慎，尽其所能地表现"好"，尽量避开爸爸，因为他会变得急躁、具有攻击性、暴虐——言语上和肢体上都有。卡琳对爸爸的行为无能为力，只能不断忍受这些痛苦的处境，父亲最擅长告诉卡琳说她有多么没用、丑陋和愚蠢。一段时间后，卡琳学会了用麻木来防卫语言暴力。她发现吃东西是一种能让她控制和安慰自己的方式——至少这是一项"安全"的工作。当卡琳进入青春期时她已经超重，并且要面对来自同学们的更多恶语中伤。当我们初次见她时，我们的第一个想法就是"她穿着一件脂肪盔甲"，这个年轻女人所表现出的一切都在叫喊着"我痛恨我自己！"她说她发现自己毫无吸引力，不值得被爱，当我们开始与她一起开展治疗时，她开始记起自己小时候曾经面对的所有忽视和负面评价，一旦她意识到不再需要执着于这些虚假的、限制性的自我信念，并且可以将其转化整合为自主信念时，事情开始迅速改变。她能够对痛苦、对过往经历放手并宽恕它们，她不再认同过去人们说的她是谁、她是怎样的。基于自己生命中想要实现的目标和想要成为的样子，卡琳发展出一个崭新的自我形象。在少量的个人教练咨询中，我们帮助她创建了新的自我脚本，在睡眠减肥程序的帮助下，她完全改写了看待自己的方式，清除了对自己和减肥的负面看法，我还记得那天她打电话来说："你知道吗？我想我看到什么是爱自己的一线曙光了！"我们6个月后再次见到卡琳，她减掉了12公斤，更重要的是，那个缺乏安全感、跟生命抗争的不幸的年轻女孩不见了，取而代之的是一个自信、容光焕发的年轻女人，她信任自己并朝着自己的目标前进。

无论你相信自己会失败或成功——那都是真的

决定什么是你要的完全看你的意思。你想继续认为自己是个失败者，继续受害于你的内在创伤？还是你已经准备好为自己所造成的状况负起责任？是的，你读的句子是对的：你创造了你所面临的一切。不管我们是否喜欢：我们的外在生活是内在生命的镜子，所以如果你不喜欢你所看到的，是时候问问自己一个可能改变生命的问题：

什么是我该停止的?

你的想法形成你的信念，信念形成习惯和行为，这些决定了你的性格和命运，你可以成为自己的头号粉丝或头号敌人——猜猜看哪个态度能够给你的目标最大支持。

你想为自己创造什么样的命运？你的哪个部分正在阻止你那样做？你最常见的负面想法是什么？你的消极自我对话是怎样的？你放纵了哪些自我破坏的习惯？

跟自己约会

让我们来点实际的，让你的个人粉丝俱乐部来帮助你。帮你自己一个忙，现在就将以下这些步骤中的至少一个付诸行动，阅读"如何做"是好的，将它们付诸实践更加好。

第一步：聆听

在我们聚焦在你想要的目标之前，你需要评估你的现状，找到自己目前所处的位置。这不是说要你对自己咆哮一顿，但的确有必要诚实面对，并对当下境况负起全部的责任。

现在就花几分钟静坐一下，闭上眼睛，问问自己：什么是你需要停止去做和思考的？将你所得到的答案记下来。

第二步：接受现状

无论你有多不喜欢你现在所看到和意识到的自己——这就是你的现状。正因为这一现状给你带来的沮丧或苦恼，也正是你有机会向着转变迈出重要第一步的时刻。你已经意识到了，并且认出和接受了这一现状，很多人都到不了这一步，他们忙着否认和压抑他们不想要的，变得盲目又麻木，而你不同，你正在做出改变——为自己自豪吧!

山姆的故事

山姆(54岁)在他12岁时就超重，他的故事要从7岁时受到一个邻居对他进行性虐待开始讲起。当时邻居威胁他说假如他让父母知道的话，就杀掉他。8岁的山姆变得内向、压抑，开始吞噬情绪，他现在结婚了，但创伤仍在，尽管他妻子是一个善良可爱的人，他们也存在着性关系的问题，他无法负担个人咨询的费用，于是选择睡眠减肥程序来试试看。这个尝试在4周内完全改变了他的生活，不仅仅是体重减轻了，他的亲密关系也改善了，他终于能够将自己从过去的创伤中解放出来，让自己多年背负的内疚感随风而逝，他不再感觉像个受害者，而是成为自己想要成为的样子。

对他来说，宽恕那个施虐者是最大的突破。

全然接受意味着放下评断，选择自由。

做几个深呼吸，闭上眼睛来接受你目前的状况，跟这个状况待几分钟，感觉一下现实可以多么自由，不批判自己，不攻击自己，相反的，温柔、亲切、充满慈悲地对待你自己，当开始意识到你作为一个中立的观察者看着自己时，你就已经有所变化了，或许你会想要对自己说点什么，比如我们通常称之为"一个祈祷"，因为我们深信祈祷的力量，但为了让本书为大众所接受，我们避免使用宗教语言，因为这本书和所提及的概念不是关于宗教，而是为了唤醒居住在我们每个人心中的伟大力量！

我原谅自己在过往所犯下的所有过错和错误选择，当时我不知道有更好的选择，而现在我知道了。

谢谢你，高我/掌权者/上帝/宇宙(选择你感觉舒服的名称)，谢谢你让我意识到我对自己所做的一切，我明白无论那看起来是什么，它都是一个祝福和礼物，通过这些境况我得以触碰我真实的潜能，赢回我的力量。我拥有改变所需要的一切资源，我感谢生命中所有的祝福和发生的事情，从现在起，我对自己承诺，荣耀内在的灵魂，创造自主人生。

第三步：是时候改变了！

现在我们该忙起来了。有一条捷径来积极改写你的自我形象并安装一些有威力的新信念。每天至少做两次以下练习，最好是在制作你的愿景前面(愿景制作请参考本书结尾提示)。

1. 做个"转换开关"，改变你的限制性负面信念

这一步是诱使你的大脑跳出破坏模式的关键。光是确认你想要相信的——重复积极的肯定暗示——很不幸，是无效的，单凭积极

暗示会使你的心智系统迅速进入破坏模式并发生叛变，你所有的努力都将白费，实际上，整天唠叨这些它认为的废话已经让你的潜意识系统紧张不堪了。

秘诀是透过转换开关来成功转移表意识注意力，那就是不断确定"我爱我自己，即使……事实证明我不喜欢自己，我认为自己是肥胖和丑陋的"，等等，这样你的表意识就不会发生对抗并开始接受你在步骤2中设置的新信念。此外，转换开关还能刺激你手上的许多穴位，激活相应的身体器官，这也是一个增强活力、缓解紧张性头痛的捷径。

如何设置"转换开关"

就像空手道的招式，将你的左手拳头打入你的右手手掌，然后尽可能快地交替(右手拳头打入左手手掌)动作，一边这么做时一边说："即使我不喜欢自己，不能改变消极的自我形象，我也喜爱和接受我自己；就算我选择去爱我现在的样子，我仍然喜爱和接受我自己。"

你可以根据你的感受把这句话设计得非常个性化和明确化，如果你过了糟糕的一天，感觉自己又丑又肥又无用，你可以说："就算我认为自己很丑，我仍然爱自己、接受自己，我爱我自己、接受我自己，我现在就让那些老观念离开，选择相信我是美丽、苗条的，值得享受最棒的生活。"

关于转换开关的运作请观看我们在YouTube上的介绍短片。

2．透过顶轮整合法安装你的新信念

这项"神奇"的运作将平衡你的能量中心(也被称为脉轮)，能够让你跳出头脑而与心连接。随着你聚焦在这个动作，加上它对能量中心的影响，你的头脑会更容易接受积极肯定，这其实就像是你的表意识在让路，而通往潜意识的大门打开了。

如何做顶轮整合

站立或坐直，用一只手轻拍头顶(顶轮)上方的空气，接着移动到你胸前(心轮)的空间，一样轻拍这里的空气，然后再回到顶轮，当你重复肯定语句时就这样持续上下移动，你可以在YouTube上查看我们关于顶轮整合的短片。

请在下面的句子中找出一些有力的肯定语句来开始练习。选那些跟你最有共鸣的句子，先从最多5个句子开始，练习一个月，之后再动到下一步。你可以强化这些肯定语句，把它们写在提示卡上，钉在镜子旁，贴在汽车仪表盘上……你越频繁地见到和重复它们，效果就越好！

3. 健康身体形象和减重的肯定语句

- 我按照我本来的样子爱自己、尊重自己。
- 我原谅自己曾经的错误选择，现在我知道自己有能力做出自尊自爱的智慧选择。
- 今天，我选择全然地、深深地、喜悦地爱我的身体，荣耀身体。
- 我是美丽神圣的生命，我走在通往健康苗条的大道上。
- 我喜欢吃健康的食物。
- 每天我都向减肥XXX公斤的目标靠近，成为一个健康、苗条、快乐的人。
- 每天晚上睡觉我就会瘦，我是脂肪燃烧器。

- 我相信自己身体的智慧，我乐于听从身体的需要。

- 身体是我灵魂的殿堂，我乐于好生照顾它。

- 我每天都变得更美丽和容光焕发。

- 我选择看到我身体的每一个细胞都是神圣完美的。

- 因为我爱我自己，我也允许别人爱我。

- 我喜欢把自己照顾好的感觉。

- 今天我自己的安好是我的首要任务。

- 我相信我自己，我知道自己值得拥有生活中最棒的。

- 我越是爱自己，就越能分享更多的爱。

- 我是健康与幸福的代言人。

- 我每天把自己照顾得更好，并且喜爱自己的所有面向。

- 我是安全的，我是被爱的，我给出爱，我值得，我是勇敢的，我是坚定的，我是平静的，我感恩，我宽恕，我有爱心，我是慷慨的，我是成功的，我健康，我快乐，我是智慧的，我势不可挡。

我们送你的免费礼物——今天就开始训练你的大脑！

我们制作了专门的大脑训练有声资料(叫作"潜意识脑部训练")和一些小短片，这些肯定语句就在这个潜意识录音当中。你可以在我们的网页www.sleepyourfataway.com中找到这些音频和短片。最棒的是，你可以把这个有声资料作为工作和休闲时的背景音乐，所有你能有意识听到的就是一些放松的音乐——但你的潜意识却在被积极肯定和新信念轰炸着，所以与此同时你已经被自动装上了更具自主力量的自我形象，它将以一种神奇、正能量的方式影响到你生活的方方面面！

成为自己最铁杆粉丝的三把钥匙

停止担心！

担心完全是在浪费能量。(我知道我在说什么！我曾经花费大量的时间来担心那些从未发生过的未来事件。)

想想你能想到的更多的愉悦有多少，当你开始想着你切实想要的而不是聚焦在恐惧上时，这种愉悦的日子就到来了。我妈妈总是会说："我们会逢山过山逢水过水的！"她说得太对了！信任你自己以及那创造你和这一切的更高力量。你内在拥有能够应付所有发生的一切能力。说实在的，那些为几乎从未发生的灾难而做的心理准备到底有什么意义？假如不幸降临了，那你就搞定它，同时，放下你思想上的恐惧，开始放开享受人生吧。

宽恕

执着于怨恨会将你锁在过去，阻止你向前迈进并创造自己想要的人生。不要再对过去错误对待你而伤害了你的人生气，没有别的，宽恕正是你让自己获得自由所要做的，宽恕不是同意他人，而是让你所背负的有毒情绪和能量释放掉。生气、怨恨和乱发脾气使你的内在系统遭受压力，最终导致生病，我们见过太多乱发脾气、愤怒的人们与背痛、癌症抗争着——别做这样的傻事，今天就开始宽恕吧。有谁或有什么值得你杀了你自己呢？你难道不想享受生活并实现心中所愿吗？

解脱和宽恕的练习

1) 转换开关

就像空手道招式，将拳头打向手掌——尽你所能快速交替进行，一边说：

我爱我自己，接受我自己，即使我无法放下这个伤痛/过往事件/愤怒/不满/内疚/评断等，我爱我自己，接受我自己，现在我选择完全地放下这些，赢回宽恕的力量。

2）顶轮整合与宽恕

轻拍你头顶上和胸前的空气(持续来回移动)，一边说(同时想象那个人或情境就在你眼前)：

我收回我的力量并将你的力量还给你。

我收回我的自由并将你的自由还给你。

我收回属于我的并归还属于你的。

我原谅你对我所造成的一切痛苦和伤害，我请求你原谅我对你所造成的所有伤害与痛苦。

过去停留在过去，如今我斩断这束缚，唯有爱连接我们彼此。

我祝愿你好就像我祝愿自己好。

如果你喜欢有天使和成道大师作陪，你可以额外呼请大天使迈克的帮助，用他的焰炽之剑斩断绳索，你可以祈请成道大师圣日耳曼点燃他的紫外火焰烧掉你们之间的业力纠葛。

4．以感恩的祈祷结束

对这个事件中你所学到的功课感恩，观想它是如何帮助你的，使你更坚强、明智、有爱。当你能够祝愿他人如同祝愿自己一样时，你就完成了宽恕和解脱。

沐浴在感恩之中

感恩的同时不可能再去担心和生气！练习感恩是最快最轻松的捷径，凭此可以达成：

- 将你的能量从沮丧和压力转化到平安与喜乐；

- 显现更大的丰盛与值得感谢的事物！

好好利用你刚醒来时和晚上睡觉时的自然α脑波状态，以积极的想法开始和结束一天。尽管或许你经历了糟糕的一天，你也一定能找到一些值得感激的事——哪怕只是你此刻正舒服地蜷在温暖的床上！带着高频振动的能量状态进入梦乡，积极的思维将促进更好的睡眠，让你做美梦，同时训练你的大脑吸引更多你想要的，这就是我们的睡眠程序和夜间大脑训练有声资料的成功之道！

早上你刚醒来的那一刻，不要马上跳起来或是去开手机，花几分钟时间观想着你期待的事情，它可以简单到只是一杯晨间咖啡或一个热水澡，接着为一天做个计划，你今天想要欣赏感谢什么呢？是你的伴侣，还是咖啡师、公车司机，或者你自己？你想对身体的哪个部分说谢谢呢？我比较喜欢从底部开始：谢谢我的脚。我们都太容易忽视双脚并认为它们的付出是理所当然的，因此我觉得它们配得上被放在感恩清单的第一位。你可以让它们享受一次奢侈的足部按摩来表达你的激赏，或是穿上最舒服的那双鞋，或是光脚散步，意识到它们是如何带着你走完一生的道路，送给它们心中的祝福。

制作一个身体愿景板

与你的潜意识和宇宙交流时，你要尽可能地表达详尽，清晰准确地制定你的目标。"我要减肥"的指令永远不会比"我要在2015年9月20日前减掉20斤"来得更有效。当你观想你的新人生，你的全新健康苗条的身体时，确保你在"3D杜比环绕音响"中进行，你越是将情绪和情感投入到你的心灵电影胶片上，效果就越好，这就像为你的表现力增加涡轮效应，要使这个过程对你来说更轻松和明显，最有帮助的方式就是制作你自己的身体愿景板。

你需要：

- 一块大的广告板
- 一些你看起来很开心的照片(只要脸部特写)
- 从杂志或小册子上剪下你希望拥有的理想身形，或者任何其他的图像，那些代表你目标的图像(除了减肥，比如健康、活力、幸福、爱、成功和富足。)

现在选出你最喜欢的图片贴到广告板上，确保你将理想身形的脸换成了自己的，别管它们看起来是不是有点奇怪或不相称——

这样做的主要目的就是让你能够在一张纸上清晰地看到自己和想要的身形。

花点时间做这个愿景板，让它看起来更有个性！当你做好了，将它挂在你经常看到的地方(比如办公室或洗手间)。每当看着你的身体愿景板时，就重复念诵一些肯定语句，同时在心中创造喜乐、感恩的情感，想象你达成目标的感觉，持续这个显化会话，直到你乐得嘴咧到了耳根子！

第十章 你最好的朋友怎么成为你减肥的最大敌人

你有没有经历过如下的情况：

你刚刚开始新的减肥方法，非常积极并且确定这次会成功，而且实际上，你已经坚持了比自己认为的还要长的时间！你进展顺利，减去了一些体重，人们也注意到你看起来有多棒。

然后你突然被邀请出去吃晚餐，有人给你一盒巧克力，或送你一张冰淇淋店的礼券——都是来自你最好的朋友！或者更糟的是，你陪平常的朋友们到你最喜欢的餐厅，并且计划着一定要意志坚定。当你正在快乐地嚼着沙拉时，你亲爱的朋友们开始了他们的劝说攻势："哦，来吧！别这么扫兴……吃些甜点……光吃沙拉你肯定会饿……你瘦得皮包骨头了，你看上去老多了／生病了……我更喜欢你有点发福的样子……你得在生活中找点乐趣……自从你开始节食以来，跟你在一起真没意思……"突然间，你为自己不能加入他们感到糟糕，担心自己让他们失望，在你意识到之前，你已经把新获得的意志力放在一边，然后要了甜点。这一切听起来是不是很熟悉？

减肥的螃蟹效应

最近的研究显示，当女人们的同性朋友开始一个减肥计划时，她们似乎成了运用螃蟹技术的大师。

通过vouchercloud.com的新研究显示，每个英国人在节食期间平均每减去6公斤的重量就会失去两个朋友。这是为什么？

嫉妒！

省钱网站调查了2547名成年英国居民，他们都在过去18个月中有过节食经历并且减肥6公斤或者更多的。当被问及他们所经历的减肥成功的负面影响时，81%的人表示他们在自己的减肥之旅中失去了朋友。一旦一个朋友开始褪下多余的脂肪，我们就试图破坏他们的减肥效果。你瞧，没有人愿意做一群朋友中最胖的那个。当我们中的一个伙计开始抖落多余的体重，并且能控制他们的体重和生活，我们会觉得被冷落了，这让我们感觉不舒服，因为这感觉像是我们亲近的人远离了我们的舒适区圈子，我们会自动试图将他们拉回我们的圈子。

但是，不只是我们的女性朋友会应用此技术，我们的配偶也是如此。事实上，在一项调查中，24000名超重妇女报告说，减肥造成了她们的亲密关系问题，而恢复体重后问题就解决了。

螃蟹是什么心态？

拿只水桶来装满螃蟹，如果有一只螃蟹试图从桶里逃离，其他螃蟹会把它拽回来，而不是允许它获得自由。通常，螃蟹们会等到那只勇敢的螃蟹临近逃脱时把它拉回桶里，这是一个奇怪的现象，而且与我们人类有相似之处。为什么我们更经常把彼此往下拉，而不是支持彼此成长呢？

因为当一个人改变了，我们会自动开始审视自己。真的不需要任何人做任何事，镜子榜样就树立起来。人们质疑自己选择的道路，他们正在做的事情以及自己认为"对"的是否仍是真理。所以如果你正在改变(有趣的是，常常是我们的外在世界比我们自己更早注意到这些改变)，你的周围环境必须a)检视他们自己，b)面临你变化的可能性，即离开他们。用在减肥上尤为确切，因为它有一个明显可见的变化。你不可能长久保持这个改变的秘密(它不同于内在成长过程)，人们会自动开始谈论你的变化。

此外，基于以下三个原因，人们通常会自动捍卫自己当前的信仰：

1．他们没有足够的信息。

2．他们感觉受到威胁。

3．他们感觉害怕，因为如果他们的信仰不再正确了，他们就必须改变。改变是可怕的，记得吗？它需要进入未知，那感觉太吓人了。

乔伊成为素食者的故事

回到1980年我还在做整体医学医生时，我就是一个忠实的素食主义者。我成长在一个喜欢肉食的家庭中，尊卑顺序是由你餐盘里的牛排大小来显示的。我父亲总是取得最大的一块，接着是大哥，之后就是我。我们一家有10口人，因为父亲是虔诚的天主教徒，而教皇喜欢大家庭，不控制生育。我读到了一些研究成果，红肉和其他动物蛋白很可能导致严重慢性疾病，看到很多病人减少吃肉之后就康复了，我决定成为一个素食者。在当时这个举动是非常罕见的，对我的家庭来说简直太震惊了，有两年时间，在每个可能的场合我都会被他们嘲笑，他们还会塞给我曾经最喜欢吃的各种肉食。

当我减去了一些体重并且能展示六块腹肌的"沙滩身材"时，用各种食物和甜点诱惑我的努力增加了四倍。母亲很担心我，因为我是那么精瘦，她问了很多次我是否还好，她很伤心我不再是过去那个圆滚滚的小男孩了。拒绝诱惑对我而言不是很难，因为从医经验让我从不会心存疑虑。因此我变得擅长做我自己的美食来享用或开始准备一顿素食正餐，而不是只有土豆加洋葱酱或一盘煮过头的蔬菜。我不喜欢煮太烂和无法辨别味道的食物。高盐和香料，甚至最天然的香料都不可能让食物通过我的味觉关卡。我已经很习惯自己所渴望的新鲜、必需的食物。三年后家里的每个人终于都接受了这一点，那就是我的坚持是不会改变的，我也注意到父母现在真的愿意尽力为我做有益健康的素食了，这时我知道他们终于走完了这个过程，并且很开心看到他们也定期为全家准备素食。

我对你的建议是：坚持你的营养方案，要善于对不需要的诱惑说不！

乔伊的小片段

我选择素食生活方式的故事是类似的。我14岁时就戒肉食了，也面临父母的反对和担忧，他们担心女儿没有得到足够的营养和蛋白质。但我很幸运有个宽容的家庭。我的父母很快改变了他们的看法，过了一段时间后，他们甚至改变自己的方式来适应我的饮食习惯。我当时热衷于尝试不同的营养方法，没有多少方法是我没尝试过的。在看到我对吃什么和不吃什么的无数次变化测试后，我猜自己被贴上了轻度疯狂的标签，周围的人听到我尝试的最新花样仅仅是挑挑眉毛。我得到的结论是：做你自己的研究，测试什么是适合你。每个身体都是不同的，有些人完全吃素食就可以茁壮成长，有些人的饮食里最好包含一些有机肉类。当你再次真正聆听身体的讯息，你几乎会即刻从中得到反馈，同时很快了解什么最适合你。这不是火箭科学，没那么难：如果你在用餐后觉得疲惫、难受或"死机"，你就做错了。检视一下错误是什么，离开那些可能导致你不舒服的食物，用其他健康天然的食物来替代它。你很快就会发现哪些食物会给你带来能量，促进健康，并让你保持健康体重。

你最亲近的五个人的现状会反射出你的状况，校对这五个人的振动频率，你就能获得自己的现状(或曾经的状况)的良好指标。你所有的朋友都超重吗？他们正在跟生活中的什么问题、哪些方面抗争呢？你的问题与之相似的地方是什么？问自己这些问题会给你一些有价值的洞见。

当我们开始长大，身心频率就会改变，我们肯定有不同的振动。如果我们试图用"相同"的面具掩盖"与众不同"，假装喜欢我们的伙伴，因为我们害怕被开除……这通常会适得其反。如果你假装成你不是的样子，你是不诚实的，对你自己和其他人都不诚实。不做正牌货是没有回报的！我们背叛了自己，扮演一个无法与我们的本来面目共鸣的角色，维持面子会消耗我们大量的能量，同时给我们的身心系统制造压力，轻则感觉疲惫，重则罹患疾病，而且，大多数情况是我们被识破了，人们比他们所知道或能清醒解释的更敏感，如果你发出不一致的信息/振动，他们会开始在想到你和跟你在一起时感觉不自在。

如果你最亲近的人代表了前阵子你是谁，也许是时候友善地脱离他们了，也许他们会跟你一起改变，但别指望这样。现在，不要误会：我们不是建议你放弃所有超重的朋友！但我们要你意识到螃蟹现象，并注意到它是否正在影响你的减肥成果。

保护你的能量和热情

你可能要重新考虑与谁分享你的新想法、新思维和新目标。不是每个人都准备好来理解你运用心灵力量管理体重的概念。如果他们不理解，真的不重要！在这个过程中唯一真正重要的人：就是你！你可以在睡觉时减肥，你正在重新定义什么是可能的，你正在运用心灵的力量，你正在重新连接苗条和健康的自我，你的经历是一个成功的故事。这期间，你一有灵感就会有人大肆谈论，它们是宝贵的回音板，令人鼓舞和振奋，当你取得成功和达成预期体重时对其他人最好广而告之。

记住：如果没有你的允许(以某种或其他方式)，没有人能阻碍你或操控你的生活。他们只能在你允许的情况下影响你。有人明白这点，而有人不会，不要在意。

每个人都有自己的时间框架和做事情的方式，对于减肥也是如此，一些人准备好了对付他们的体重问题，另一些人还没有——确保你不会变成一个行走于减肥道路上的传道者，别忘了你作为朋友的作用，成为一个有勇气、智慧和爱的闪亮范例来带头，成为健康与活力的模范来激励你的朋友们，并且在他们准备好的时候，支持他们。

玛丽的故事

玛丽，一个42岁的女人，从十几岁开始就有点发胖。当她开始对自己的外形有意识时，她就不喜欢镜子中看到的自己，不相信自己有吸引力，她在学校里一些很酷的女孩面前把自己看得很低劣。更让她感到羞辱的是，她的家庭不是很富裕，她没法穿上像同伴们那样的漂亮衣服。她变得越来越沮丧，开始复制她母亲的行为。她母亲很不开心，因为要夜以继日地工作来维持家庭生活正常运转，因自己的工作不被重视并被认为是理所当然的而觉得挫败，她总是抱怨并且经常小题大做，婚姻也不是什么伟大的浪漫史或性与亲密的典范。她父亲是一家电话公司的职员，每天努力工作，回家时总是很疲惫，他给自己最大的犒劳就是电视和啤酒。因此玛丽的母亲照单吞下了自己的挫败感，她找到一个诀窍，那就是吃冰激凌和松饼。她会吃麸皮松饼，因为那是健康的，对肠道运动有好处。她的腰围每年都在增加尺寸，最终她膨胀到进入肥胖人士的行列。

玛丽也开始吞下她的挫败感，与薯条和油炸食品发展出爱恨交织的关系。她会狂吃薯条和甜甜圈，然后再让自己饿上一个星期，在第一个麻烦迹象出现时又回到油炸食品面前。她来见我们的时候是164厘米的身高，77公斤的肥胖体重。

她与在大学认识的一个人结婚，她的婚姻和她母亲的婚姻如出一辙，除了一个例外：她没有孩子。

我们从她对薯条和油炸食品的上瘾症开展治疗，并打破她受苦了这么久的情绪模式。在两次咨询之后，玛丽准备好安装虚拟胃束带(见第六章)，这之后，她开始稳定而悠哉地减重，每月大约减去1.8公斤，她很享受这个过程！在我们后续的一次咨询中，她告诉我们她母亲和女同事对她的反应有多奇怪，大多数她的同事都超重，所有九个超重的同事都为她减肥太快或许会生病而担心。她们比以往任何时候更频繁地请她外出吃晚餐，而且总是要去专门提供油炸食物的"所有食物你都能吃"餐厅，她们甚至会带一些她以前最喜欢的菜肴，敦促她沉醉于"一些好东西"。然而玛丽在潜意识层面的准备做得如此充分，她能够遵循自然瘦身人士的简单指南，一旦吃饱就会停止进食，即使别人感天动地，或试图使她内疚……她也不会吃更多。玛丽说她惊讶于自己如此坚定，如此轻易拒绝而不会感到内疚。她说："最大的胜利是我能将食物留在盘子里，而且这样做真的让我感觉快乐。每次我将食物留在盘子里就感觉又是一次完胜，我非常享受这一点，我终于可以对暴饮暴食说不了，第二大胜利是我可以盯着面前的薯条而没有感觉任何诱惑或像以往那样渴望，它们不再叫唤我的名字了，我知道我跟它们曾经的关系已经结束了！"

我们非常以她为荣，因为她是让潜意识心灵为自己工作的一个很棒的例子，不再需要意志力和抗争！我们热爱自己所做的，报酬就是能听到像玛丽这样的故事。

第十一章　喝水就能轻松减肥

安慰剂效应：期望和信念的力量

在我们的程序中，你的心智会被训练，相信喝水是减肥的工具。不管你的表意识认为它是真是假，身体会遵循你的潜意识所相信的真实以及你所期待发生的来运作。科学上称之为安慰剂效应。假设你给一个人的药物本该是让他镇静的，却告诉他这会刺激他拥有充沛的能量(相反的效果)，基于发药的人的感染力和可信度，这个暗示的效果会在超过90%的测试者身上灵验。他们会感觉精力充沛和兴奋，而不是镇静和没有能量。

换言之，你所相信的力量比药剂本身的化学效果更有威力！这创造了一个新的科学：身心疗愈。

实际上几个世纪以来，世界各地的巫师和治疗师们早就在使用这种古老的方法了，在许多案例中这些治疗师的功力都强过最好的药物！

新药物通常会先进行反安慰剂测试。许多医学药物常常无法通过这个测试，因为安慰剂效应远比化学测试强多了。换句话说，如果你相信某样东西对你是好的或你相信它是不好的，在这两种情况下，化学品或药物的效果是由你的信念所塑造的。但有时人们放弃了希望，不再相信。你的心灵创造了你的现实，敞开心扉出发吧！

催眠将这种效应带到另一个层面，能够非常有力地"麻醉"到要点，而不用止痛药进行手术。催眠让你放松，来到和冥想类似的状态，你不会过滤所学到的信息，相反的，你会以开放的心灵来考虑一切可能，并且放下那些你发现不再是最佳兴趣点的东西。当催眠进行得当，你可以回到自己经历中的任何事件，用全新的眼光看待它，而不再用过去的条件反射来过滤它。这意味着你可以改变这个事件的意义，也就改变了你的个人历史，这个影响对创伤经历有着很好的疗愈作用。

破碎花瓶综合征

让我们假设一下，你小时候在客厅打碎了一个花瓶，父亲在对你大喊大叫，你是如此震惊，感到如此糟糕，因为你看到了父亲对打碎花瓶的失望，于是你得出一些结论，之后成了你的信念。你的第一个结论是，父亲是对的：你是笨拙的、从来不专心的。第二，你相信父亲不会再爱你了。第三，你必须证明自己不值得他爱。

想象这发生在你五岁的时候，它会对你的生命产生多么深的影响呢？

这会导致你每次做错了事后的负面自我对话吗？你对自己说："我又来了，我什么事也做不好，我笨手笨脚的！"你也可能发展出较低的自尊，总是试图向人们证明你是值得被爱的，但实际上你又总是趋向相信人们不会爱你，因为你不值得他们的爱。于是你费心努力想要取悦人们，并总是觉得低人一等。

而这只是一个破碎的花瓶，想象出来的一系列事件塑造了你的命运，特别是在五岁那个最脆弱的年龄，当你不能恰当地过滤事实而是依据情绪经验来反应时，你创造了情绪性的信念来对自己诠释事实的意义。透过催眠，我们可以回到当时那个事件，你现在可以用新的眼光来看待所发生的，结合更多的生活经验（你理解了父亲为什么失去理智，是什么让他脱口而出，并且明白他要表达的意思真的不是他所说的那样），给这件事一个全新的意义，这么做将立即改变你的感觉，改变你关于自己的信念，形成新的自我形象。催眠是改变你的个人历史最强大的技术之一。你不能改变事件的发生但可以改变你赋予这个事件的意义。由于你改变了对当下生活中特定问题的感受，你就创造了一个不再基于旧有信念的新现实体验！

这非常有威力，非常具有疗愈力！这也解释了为什么我们热爱大脑训练程序，它们都基于相同的原理：通过清除影响我们的旧有模式来改变我们的感受！

为什么喝水如此重要？

正如我们多次提到的，大部分人在一生中都远离了自己的天生本能。我们的遗传程序注定我们渴了是要喝水，没有哪个遗传程序说渴了要喝软饮料，即使是鲜榨橙汁。

从侧面来看新鲜果汁和果菜汁的饮用趋势

水果、蔬菜和蛋白质"轰炸"已经越来越流行，你几乎能在任何地方获得它们。基于这些东西的健康和营养性，有必要看到它们真正的作用：餐饮的替代品！它们不是设计来替代水或作为饮料来提供的！我们已经见到许多有健康意识的客户落入这个陷阱，他们日常饮食所增加的每日果菜汁和果汁中摄取了过多卡路里以及远超过对身体有益的糖和酸性物质。

当我们打破与生俱来的口渴机制的遗传密码，我们也扰乱了体内调节口渴中心的反馈机制。因此当我们渴了，给身体一杯饮料而不是水(或不加糖的草药茶)，身体会很困惑并解除管制，所以当我们的身体确实需要白开水来补充水分时，我们却在创造一个寻找"美味"饮料或吃点东西的条件反射。

饥饿与口渴

如果你吃光眼前的一切之后，仍然感到不满足，那可能是接收大脑混合信号的体验。下丘脑同时控制饥饿和口渴，所以无论你是饿了还是渴了，它都会发出相同的信号。要了解大脑在发送哪个信号，你必须学会更好地了解自己的身体。当你觉得自己饿了，请密切关注你内在的感受，你胃部的空虚感有可能只是因为需要喝足水而已。

饮用含糖饮料或即使被称为健康饮品的饮料，我们就给身体装载了它不需要的热量和糖分，它们将转化为脂肪。研究表明，没有什么比水能更好地清除体内多余毒素了！开始喝更多的水，我们就在帮助身体排毒并补充更多的能量！

再次释放心灵的力量

在我们创建的心理程序/大脑训练中，我们激发饮水作为抑制饥饿的有效途径，并通过增进新陈代谢来燃烧脂肪。

在你经历了这么多年以来，体内储存了大量毒素，它们储存在你的脏器、韧带和脂肪组织中，如今当你开始加速脂肪燃烧，就从脂肪组织中驱逐毒素，毒素在血液和淋巴中循环，通过饮水被我们从身体中冲洗出来，因此你的活力会增加，你会感觉更好，这也表现为你会感觉饥饿变少了，而能量增加了。

当你增强了水的效力，心灵力量就会相信水可以帮助你燃烧更多的能量，从而燃烧更多的脂肪细胞，我们获得了双重效果。头脑需要持有某些东西，告诉人们药片可以帮助他们疗愈，比告诉他们可以自我疗愈要更容易些，因此如果你相信水可以帮助燃烧脂肪，你就会将水当作脂肪燃烧工具来体验，就像安慰剂效应！

水是脂肪燃烧最好的灵丹妙药

那么这个效应是如何达成的呢？在我们制作的程序中，你会将水和脂肪燃烧联系起来！在你的大脑建立一个强有力的神经化学反应，每次你一喝水，代谢率就会增加，结果就是身体将转化为一个高效的脂肪燃烧器。由于你神经系统中设置的信念，水成了你最好的朋友。每次喝水，饥饿感都会减少，同时增加脂肪燃烧的能力。燃烧脂肪越多，饥饿感就越少，因为你的血糖水平变得更稳定。作为一个活跃的脂肪燃烧器，你将减少情绪波动，因为通常是低血糖让你的情感更脆弱。你的身体被刺激燃烧脂肪来作为获得能量的最好方式，当这一切发生时你感觉饥饿的次数会变少，而且不再依靠糖分来感觉良好！

一个双赢的局面：走动更多，燃烧也更多！

喝水有这么多益处，它应该是你每天的首选饮品，你要注意每天至少喝十大杯水。

我们建议你每天喝三升水，最好是早晨就准备三个一升的瓶子，在上午十点前喝完第一升，下午两点前喝完第二升，其余的就在下午喝完。是的，你想到的是对的：你会更频繁地上洗手间，但额外的好处是你走动得更多，这样也就燃烧了更多的卡路里。把它当作一件积极的事！如果你愿意，可以在水里加一些鲜榨柠檬汁，你可以喝常温的、冷的或是热的，随你喜欢。

喝什么样的水?

矿泉水当然是最好的，但喝什么水都比喝减肥饮料、软饮料、果汁、咖啡或酒精要好。因此不要太在意喝什么水，只要用水代替其他的饮料就行，每天至少喝三升，两个星期内你就会注意到四件事：

1. 你会有更多的能量并感觉更有活力。

2. 你会开始快速减肥！

3. 你的皮肤会看起来更青春更有水分。

4. 你的消化系统将更好地工作，将毫不费力地清除更多体内垃圾。

对喝咖啡的人

如果你喝咖啡，那么就在喝完一杯咖啡后再多喝一杯水，因为咖啡会让你的身体脱水。如果你喝酒，也做同样的动作。如果你想喝一些温暖的东西，只喝温柠檬水或者无糖的(最好是草药)茶，还真有一些非常好的草药茶具有增进效益。我们最喜欢的一款是圣罗勒茶(又称罗勒茶)。尝试新口味会很有乐趣！在热水中加入一些新鲜的生姜也会很有味道——这将极大地刺激并增强你的免疫力。

早上喝柠檬水

把喝柠檬水当作早晨的第一件事，你不仅能给消化系统来个小热身，还会从一整串与健康相关的奖励清单中获得益处。以下清单是伴随每天早晨喝一杯热柠檬水而来的惊人好处，医疗方法简单得就是煮一壶水，加一片柠檬！

128

增强你的免疫系统

增加维生素C是对抗流感高峰季节罹患感冒的一个好办法，而柠檬就富含维生素C！此外，柠檬中的钾含量很高，这是众所周知的刺激神经、大脑的功能以及控制血压的物质。维生素C也是一种抗氧化剂，它可以预防你的血管出现斑块。

平衡pH值

柠檬虽然吃起来是酸的，但它其实是碱性最强的食物，每天喝柠檬水，你体内的总酸度会减少。而酸性将导致疲劳和关节的磨损与拉伤。好消息是，柠檬里的柠檬酸一旦代谢，不会在人体内形成酸性。此外，研究表明，保持更多碱性饮食的人往往比那些不这么做的人有更快更好摆脱肥胖的趋势力。

降低饥饿欲望

柠檬含有相当高的胶纤维率，有助于对抗饥饿欲望。现在你有了水和柠檬相结合的效果来减少你的饥饿！

促进消化

柠檬汁帮助排除所有不必要的、不能消化的物质。事实上，柠檬水促进肝脏产生消化所需要的酸性胆汁，柠檬还可以帮助减少便秘和胃灼热。

天然利尿剂：排除毒素

早晨的温柠檬水将增加排尿，因而排除更多毒素！

净化肌肤

柠檬的维生素C帮助减少斑点和皱纹，柠檬水确实能消除血液中的有害毒素，让你的皮肤保持明澈。此外，你可以直接将柠檬敷在相应区域来抚平疤痕。

清新口气

柠檬水减轻牙龈炎和牙齿疼痛，甚至让你的口气清新又美好。既然热柠檬水如此令人振奋，为什么不跳过咖啡而选择一杯热柠檬水来唤醒自己并保持口气清新呢？

减轻呼吸道问题

简单地说，热柠檬水可以帮助治疗胸部感染、咳嗽，甚至对过敏症和哮喘也有效。

保持你的淡定

当你的身体遇到压力，维生素C是第一个被消耗的。每天喝一杯柠檬水，你会充满维生素C。

帮助你踢走喝咖啡的习惯

对于饮用惊人数量的咖啡，努力摆脱这种习惯的理由难道还少吗？在喝了一杯热柠檬水之后，你早上想喝咖啡的欲望会慢慢消失，这很难解释，但它有效！

让这成为你启动一天的新习惯

让喝柠檬水变成一种日常习惯，持续前进并用一杯美好的热柠檬水替换每日的爪哇咖啡，你几乎立刻就会看到并感受到柠檬水的威力。

乔伊的附加提示

试着撒些胡椒粉来给你的柠檬水(和你的新陈代谢)调味，我还是泰瑞牌"苗条与时髦"混合油的大粉丝，这些油的伟大之处很多，其一是你可以将它们内服外用，效果都一样好，我只加入一滴"苗条与时髦"在我的玻璃水杯里，真是爱死这令人振奋的味道了。

这种混合油会促进你的新陈代谢，帮助你变成脂肪燃烧器，如果你有兴趣获得一小瓶这个美味，请到这里查阅：www.mydoterra.com/joymartina。

第十二章　饮食和代谢的神话

我们都是在特定的规则和神话中长大的，它们许多是来自一代又一代人的口口相传。你也会在健美运动员身上看到这种效应，他们摄取大量蛋白质和药物来增加肌肉，这些方法大部分都是基于神话而不是科学研究或证明。

本章中，我们将来检视一些把你囚禁在一个肥胖身体里的神话。

神话1：早餐是一天中最重要的一餐

这是最大的一个。早餐是一天中最重要的一餐……对吗？

这个神话的最初创建是为了销售美式早餐的鸡蛋和熏肉，并与附加的廉价垃圾食品组合在一起，这使得美国成为肥胖的世界冠军。

我们的文化接受了这个神话，规定如果我们不吃好早餐，我们将遭受如下的后果：

1.我们的新陈代谢会减缓。

2.我们的欲望增强而能量降低。

3.很难减肥、很难燃烧脂肪。

乔伊和我都在这些信条里长大。我还清楚记得——早晨要狼吞虎咽地消灭尽可能多的燕麦粥！早餐的强制附加补充是一杯为了获得维生素C或钙而喝的橙汁或牛奶！在走去学校的路上，我感觉像是被麻醉了一样，而到上午十点，我就又饿得前胸贴后背了。那时我就会想，感谢上帝，我要是有块三明治或点心就好了！

如果那天的早餐中有鸡肉，这甚至就成了家里的盛宴，而每天早晨的鸡蛋和培根真是额外的美味！这部分食物实际上帮助我将饥饿的感觉从早上10点左右移到了11点。

现在，我会第一个承认，在很长一段时间里我曾极力主张吃早餐是一种开始一天的健康方式，它会促进你的新陈代谢，即使作为一名医生，我也并没有知道得更多，而是同样宣扬早餐的益处。

但在过去的15年，已发表的以人类作为对象的科学研究成果(而不是小白鼠和猴子)，显示出了一个完全不同的画面。

该研究表示，医学界及营养师们还没有跟上这个部分，他们仍然在宣传古老的神话！

3年前，为了健康因素和减肥，我开始改变吃早餐的方式……常常完全跳过早餐这个部分。

自从我开始这样做，保持精干对我而言变得更容易了，我也更容易遵循我的睡眠减肥方法来聆听自己身体的讯息。

乔伊：我的家庭绝对是早餐大军的一分子；作为孩子，我们必须吃早餐——无论你是否饥饿。周末时，妈妈甚至会额外给我们做华夫饼或其他美味，我们确实喜爱星期日的早午餐！随着时间的流逝，我习惯了早晨的例行程序，每天尽职尽责地吃一碗麦片。然而我不仅是在早餐后就已经感觉疲倦了，而且在学校会渴望着茶歇时间。因此当我进入有些叛逆的青少年期，我变成吃一份水果作为早餐，我发现它比烤面包和燕麦片更能带来能量。当我开始研究低糖生活方式，我放弃了水果而以绿茶和/或绿色果菜汁作为早餐，并发现这会更好。

如今我起床很早(5点半左右)，我先做运动，到9点左右喝杯绿茶。我发现这增强了我早上的表现并根除了上午的低血糖。我们的孩子也采用了这一方法，在上学前都会喝果菜汁。我喜欢这个主意，在他们的果菜汁中包括了白天所需的维生素和蛋白质，我们发现这也极大改善了他们早上的心情。说实话，为了能从早晨的暴躁中将孩子们解救出来，我愿意做很多事!

我们所知道的关于早餐的三条谎言

谎言1：早餐增进你的新陈代谢

不吃丰盛的早餐你就会在某种程度上减缓新陈代谢，这个想法根本就是对虚假的顽固信念系统的大肆炒作。

能够真正改变你生活的是跟随睡眠减肥程序，并认识三个基本事实：

A.你日常生活中实际摄取的卡路里量(数目)

B.这些卡路里的组成成分(数目)

C.你每天消耗的能量

只要你做出健康的选择，选择把什么吃进嘴里，保持身体热量是赤字，那么你摄取那些卡路里时就真的没什么大不了的。

证明：最近发表在美国临床营养杂志上的一篇文章说，研究人员进行了大量深入研究来揭示吃早餐和减轻体重之间的关系。

结论：研究人员断定，早餐是一天中最重要的一餐仅仅是一个共同的顽固信念。换句话说，没有任何长期研究表明或证明吃早餐会降低身体脂肪或增加代谢。

谎言2：吃一顿丰盛的早餐有助于控制你的饥饿

就像我之前已经告诉过你的，早晨吃大量燕麦早餐比起不吃任何东西或者只吃些蛋白质更容易让我饥饿。早晨第一件事情就是吃早餐能够增加能量水平，延缓对饥饿的渴望，这恰恰与现实状况完全相反。

原因(这完全与我们的故事共鸣)是典型的早餐将激增胰岛素水平，使你的血糖峰值超高！

这是对你的健康和腰围不利的两件事情：血糖升高之后再下降会引发饥饿感泛滥，将你的身体推向脂肪储存模式，其次，时间长了，你会发展出所谓的胰岛素敏感度下降，这意味着你的身体变得对胰岛素不太敏感，而所有的糖分就直接转化成脂肪储备。这是导致今天世界范围内肥胖问题的最大原因之一，谢谢我们这个充满快速垃圾食品的社会，吃丰盛的早餐最终将降低你对胰岛素的敏感度，却增加你的食欲。

谎言3：早餐帮助你减肥

有非常多的研究声称，大吃一顿均衡早餐有助于促进减肥。但在现实中并没有长期研究表明吃健康早餐与减轻体重有直接关系。保持卡路里赤字，做出明智的食物选择以及增加你的活动量才是保持健康和减肥真正重要的事情。

三个真相：

真相1

我们稍后将展示跳过早餐会迫使你的身体燃烧所有储备糖分并开始更快的消耗。你最后一顿饭(昨天)和你隔天第一顿饭(开斋)之间的时间越长，你就越会把身体变成一个脂肪燃烧器。关键是尽可能长时间地远离碳水化合物。

真相2

第二个真相是一顿丰盛的早餐对你的代谢系统是巨大损失。

它会降低你的生产力并让你慢下来。想想当你吃了一顿丰盛早餐(我们大多数人在度假时会这么做，我们所住的酒店提供诱人的自助早餐或其他所有你可以选择的饮食)，事后你感觉如何？抬脚就走，准备好去锻炼？还是你觉得更累了准备躺在沙滩上？许多人即使早上不饿也会被迫吃早餐。

真相3

以你能承受的时间长度忽略或推迟早餐，这会使你有机会调转策略，你会提高胰岛素敏感度、增加脂肪燃烧，于是你主要的热量摄取就在晚餐——只要遵循饿了才吃的原则并且吃饱了就停止进食！

是的，如果你愿意，你仍然可以有一个简单的早餐——这不是间歇性禁食的方法，如果你想要加速减肥，又可以坚持到晚饭的话，那就要避免碳水化合物！

这个系统被称为清晨消耗，它将使你的身体整天保持在脂肪燃烧模式。

一段时间后我们将注意到，我们极少在清晨感觉饥饿，大约会在10：00—11：00左右感觉有一点饿，而在12：00到下午1：00左右就真的饿了。记得自然瘦身人士的第一原则是饿了才吃。因此如果你不饿，就不要吃东西，并且当你觉得满意了就马上停止进食，让一份过量的早餐把你填满是一个大大的错误。

什么是好的早餐?

这里你会发现意见有分歧,我们要告诉你的是将蛋白质与碳水化合物结合不是一个好主意。所以不要用鸡蛋配面包、玉米掺土豆。

许多人吃简单的早餐感觉更好,可以是燕麦片(无糖)混合一些蓝莓和草莓,加一些鼠尾草籽和亚麻籽增加纤维。有些人早餐只喜欢吃水果;我们建议你不要混合太多的水果种类,保持浆果配浆果或者加一些甜瓜。要当心有些水果,比如香蕉,就含有大量的糖分。

不要在早晨喝一大杯橙汁,这些卡路里被浪费了却直接变成你的腰围;不加糖的绿茶或红茶(路易波士)则更好,另一种备选方案是谷物类(天然有机非加工的谷物)搭配杏仁奶、米浆或一些浆果,避免在早晨吃太多面包、煎饼或加工食品。

绿色果菜汁是一个很棒的选择,它可以是许多食物的混合,比如西兰花、小球藻、羽衣甘蓝、芹菜和一些天然蛋白质,试着加一些椰奶、水、柠檬汁和半根香蕉!我们是健康果菜汁的爱好者,并经常用充满健康种子、益生菌和绿色蔬菜或浆果的果菜汁来替代我们的早餐和午餐。

推荐两个我们最喜欢的"排毒与减肥"果菜汁来启动你的一天
绿蔬姜
1根黄瓜
1根西芹
2个青苹果
2把菠菜
1/2个柠檬

5厘米长的生姜块

1杯椰子水

你还可以加一些螺旋藻、小麦草粉或小球藻粉，一朵西兰花也不错！我们喜欢添加一些亚麻籽或车前草！把所有的材料打成汁，然后慢慢啜饮！

鼠尾草—巴西莓—浆果

3杯草莓

4杯无籽葡萄

2汤匙阿萨伊粉

3汤匙鼠尾草籽

1杯椰奶(可选)

我们喜欢加一些亚麻籽或车前草！

你也可以加一些素食蛋白使其更充实！

把所有配料加冰块放在搅拌机里搅拌，然后开始享受吧！

神话2：你需要每三个小时吃东西来提高新陈代谢

我们经常听到这个神话，尤其是当我们谈论间歇性禁食的好处时。

间歇性禁食的常见形式是推迟你的早餐到下午(1点至3点之间)；有些人走向极端，每周有一到两天时间不吃东西，它有助于减少14%至28%的整体食物摄入量，但最好是循序渐进地养成新习惯。我们喜欢每周做一天的排毒，这一天里只喝大量的水和绿色果菜汁，不吃任何别的东西！

就像我们之前所说的，吃健康食物对你的健康是关键，但如果你同时还要燃烧脂肪，那么你需要创建一个热量赤字的排序。通过遵循指南和安装虚拟胃束带，让我们可以少吃又不触发身体的破坏机制就可以做到这一点，这像是从两个方面来击破难题，而你会自然减少食物摄取量。间歇性禁食经由推迟早餐来帮助你燃烧更多的脂肪，特别是如果你在早晨锻炼，你将燃烧体内更多储备糖分并迫使身体燃烧脂肪。早上不吃碳水化合物也将达到同样的目标。这就是为什么在早晨来一杯没有任何碳水化合物的绿色混合饮料是最佳方式，你也可以添加一些能够帮助你燃烧更多腹部脂肪的椰子油。

现在，让我们来列出更多我们所听到的关于减肥、代谢和间歇性禁食的神话，在它们的屁股上好好踢上一脚……(感谢布拉德·派隆以及他通过不可思议的研究写成的《进食，停止，再进食》)

神话3：不吃正餐会降低你的新陈代谢

这个观念在食品工业非常流行，但这可能是因为他们要你相信你真的需要每三个小时就吃东西，如此一来就可以提高他们点心食品的销售。

事实上，许多研究表明你的食物摄取量对于新陈代谢作用不大，至少在短期内是这样的。在一项研究中，研究人员发现人们禁食三天，代谢率并没有改变，这可是72小时没吃东西！在另外一个研究小组的研究中，人们在22天中每隔一天禁食一天，这也没有减少他们的静息代谢率。

还有更多的研究表明，不吃早餐的人代谢率没有改变，一天吃两餐或每天吃七餐代谢率也没有改变。

最后的结论是，食物摄取的频率对你的新陈代谢影响极小，事实上，你的新陈代谢与你的体重联系更紧密。

神话4：超重的人代谢比较"慢"

这种流行观念与神话2有紧密联系。事实上，如果你的体重上升或下降，那么你的新陈代谢也是如此。

是的，这意味着你携带更多脂肪，新陈代谢也通常更好——意思是安静时燃烧更多脂肪。

神话5：运动和禁食是耗费精力或危险的

注意：如果你患有某种类型的血糖疾病(低血糖、糖尿病等)，这就有可能发生。请在着手任何减肥方法或锻炼之前与你的医生确认。

但是对于健康的个体，这一点根本就是不对的。

早在1987年研究人员就发现，一个为期三天的禁食对于肌肉收缩力度、短期高强度锻炼的能力或是长期持续中等强度的运动能力都没有负面影响。

这意味着即使你在运动前没有吃东西，甚至当你24小时没有吃东西时，你的身体仍然可以很好地开发体内多种能量来源。

神话6：如果你忽略正餐或做间歇性禁食，你将失去肌肉

这种说法只有当你不做某些阻抗训练时才是真的。想想医院的病人，天天坐在床上从不使用他们的肌肉，身体自然会开始分解肌肉组织作为能量，因为身体会得出结论，这些肌肉是无用的。

但是如果你以喜爱的某种运动来挑战肌肉(举重、瑜伽、锻炼器械等)，那么禁食或忽略几顿饭，你是不会失去任何肌肉的。

在一项针对男性和女性的低热量饮食研究中发现，即使坚持每天只有800卡路里和80克蛋白质组成的长达12周的饮食计划中(我们不推荐所有人这么做，只是为了研究目的)，人们只要每周锻炼三次就

可以保持他们的肌肉。

在另一项研究中，男性持续16周每天比正常少吃1000卡路里来限制热量摄取，每周有三天参加重量训练，在减去超过20镑脂肪的同时，他们依然能够保持所有的肌肉。这并不意味着这些非常低热量的饮食是健康的，重点是如果你经常挑战肌肉的话，热量限制不会导致肌肉损失。

神话7：间歇性禁食是不健康的

再次强调，事实是完全相反的。

间歇性禁食显示出诸多益处，例如：

• 减少身体脂肪和体重

• 维护骨骼和肌肉质量

• 降低血糖水平

• 降低胰岛素水平和增加胰岛素敏感性

• 增加脂肪氧化

• 增加生长激素水平

• 减少与食物相关的压力

如你所见，间歇性饮食是安全的(除非你有特别的血糖状况)，并对帮助你减少每周的总热量摄取非常有效。

最棒的是，它不会减缓你的新陈代谢，消耗你的肌肉(只要你做阻力训练而不是长时间的有氧运动)或妨碍你的锻炼。

因此如果你认为这对于你的减肥是一个很棒的方法，请务必阅读关于此主题最好的资料：布拉德·派隆所著的《进食，停止，再进食》，这是间歇性禁食的圣经。

让我们再来看一个问题：

摄取太少卡路里会减缓新陈代谢吗？

如果你像大多数人一样想要减肥，而且要减得更快，那么你或许会被诱使做出极端的饮食改变，戏剧性地减少卡路里摄取量，但目前已知的常识是，长期持续摄取过少卡路里实际上会适得其反，破坏你的减肥效果。需要重点了解的是有两种机制在起作用，这是禁食与挨饿的区别。为什么和尚可以在一个持续极低热量的饮食下保持健康？因为他们不是忍饥挨饿，而是他们尊重食物，做许多静心冥想(处于α和θ脑波状态)并且常怀感恩。他们训练自己处理情绪问题，克服内心破坏机制，如果你没有精神/意识尊重的方法而吃同样的食物，你会感觉饥饿并进入3D效应——节食、剥削和克制。

卡路里和你的健康

减肥最有效的途径是摄取比你消耗更少的热量，创造热量赤字。但如果你的卡路里摄取量下降得太低，身体就会进入饥饿(被剥削)模式。身体会开始降低它的新陈代谢，因为它认为不会得到足够的食物。这就是为什么你会遇到瓶颈，体重处于一个停顿点。

当你的身体进入被剥削模式，新陈代谢会减缓进度，身体尽可能慢地燃烧热量来保护能量储备，这就是为什么人们削减太多卡路里就会进入瓶颈而停止减重。如果发生这种情况，你可能会因为努力没有得到回报而感到挫败，这将接着引发你吃得过饱或暴饮暴食，并最终体重反弹，最后你只好认输……你认识到这点了吗？它在所有节食人群中有66%以上的发生概率！

除了破坏你减肥的努力，持续长时间摄取过少热量也会损害你的健康。当身体进入饥饿模式，你就是在增加以下风险：

- 低压异常和心率减缓

- 心跳节律异常

- 电解质失衡，特别是缺钾

- 胆结石

- 脱发

- 易断的指甲

- 女性绝经

- 全身长细毛发

- 眩晕

- 很难集中注意力

- 贫血

- 关节肿胀

- 骨质疏松

- 抑郁症

从卡路里的角度来看

卡路里不是你的敌人！它们是健康与活力生活的重要组成部分，这就是为什么流行一时的饮食减肥法迫使你削减太多的热量而使你感觉昏昏欲睡、摇摇欲坠并准备放弃。

这也是睡眠减肥程序完全不同之处，与节食减肥法相反，你会养成新的合理的饮食习惯，并开始一步一步活动你的身体；这让我们大部分的客户每周持续地减掉1到2斤。

大量证据表明，人们会在更好的营养选择、更小食量的状态下减重，同时运动也是保持体重的最好方式。

制定一个采用健康习惯的计划，让你能无限期坚持并且总是允许你自己在特殊场合下有一些回旋的余地。

结论：穴居人科学

我们真正的业力：我们不得不生活在一个事实中，那就是我们的身体仍然与穴居祖先有着同样的遗传基因。

节食计划声称在34周内平均减肥9～18公斤(我们不是都一遍又一遍地见过这类型的节食广告吗)，却未能告诉你，如果你想减去很多重量，你就必须大幅度削减相当于12周的卡路里摄取量。

因此你不但需要大量的削减卡路里，而且你的新陈代谢可能还会崩溃，这使得你几乎不可能减去腹部脂肪，你将失去肌肉质量而且收获挫败！这就是为什么许多人尽管摄入的热量低于要求仍然没有减重的原因。

我们已经见过成千上万的人一次次地如此重复(疯狂定律)，包括我自己也曾这样做过。让我们跟随爱因斯坦的建议，改变我们的思维和习惯……并且获得成功！

第十三章　不正确的运动会使你发胖

运动被认为是有利于减肥的，很多人在减肥道路上会着手使用各种健身方案来减重。随着每个新年的到来，我们可能会下定决心、列计划要改变生活。排名最靠前的新年计划都是多运动、减肥、戒烟和花更多的时间自我反省；而到了二月，大多数人都回到他们以往的习性，只有小于15%的人将继续坚持他们的新年计划。

55年的锻炼

罗伊：我从6岁开始运动并练习武术，还训练了数千人，跟世界冠军一起工作过，绝对可以说对运动略知一二。我尝试过许多不同类型的健美操、健身、重量训练和伸展运动。如今我感兴趣的是那些对减肥、延年益寿(长寿)、增加耐力和肌肉力量最有效的运动。所以让我们来看看几种运动类型和它们的效果。让我们从最著名的一个开始：有氧运动。

健美操

让我们从打破这个神话开始：健美操对减肥有益处。

你知道健美操促使你留在"脂肪燃烧区"，但实际上会增加你的体重和脂肪吗？事实是你确实在燃烧卡路里，但只有当你运动时才会这样，没有后续燃烧效果。许多人首先燃烧储存的糖分，因此运动之后他们会觉得饿(血糖下降)并且/或者喝一杯含糖的冰沙，于是一个小时的有氧运动效果就被削弱了。

乔的故事

25年前，我(罗伊)住在洛杉矶，每天清晨5点我会与一些武术学生在健身房做一些特别的运动来开始我们的一天。我训练他们成为武术冠军，我注意到我们每天早上都会在健身房见到乔。我们花大约两个小时在健身房做武术训练、拳击和柔韧性训练等，乔也总是在那里。有一天我开始与乔交流，问起他的运动习惯。他说，每天早晨他会花三个半小时在健身房(每周6天)，做两节有氧操课和一些重量练习，在有氧操课之间休息半小时——每天几乎有三小时的有效训练。很明显乔拥有好身材，我问他为什么这样做，他说这是可以保持自己的生活方式的唯一办法。他喜欢每天晚上大吃一顿，再喝上几杯红酒。

为了不增加体重，他会在5：00到8：30之间锻炼，然后去上班。他说："我恨节食，所以我找到了一种方式，可以让我想吃什么就吃什么并且想吃多少就吃多少，仍然可以保持自己想要的体重，这样我很开心同时我又超级健美！"我认为你不会发现很多像乔这样的人，但他们确实存在。我知道如果每天训练两次我就能减重，但因为我们工作日程的原因，这不能长时间持续，比起乔的方法，有一些选项和更有效的方式可以让你保持在正轨上。

那么混合健身（crossfit）又如何呢?

在混合健身中人们的体能被推到极限，你知道体能被推向太久、太大强度，会适得其反吗？因为这样做，你正在体内引发老化炎症的风暴。许多人认为混合健身计划所强调的高数量、高强度的训练会导致严重伤害。混合健身文化促使人们超越他们的极限，同时高强度训练会导致被称为横纹肌溶解症(rhabdo)的严重不良状况，此症状表现为肌肉组织被分解，随着血液带到肾脏，而肾脏无法处理这些负荷，然后停工。横纹肌溶解症通常是非常罕见的情况，混合健身是唯一被报道有几例横纹肌溶解症事故的运动。许多混合健身仍然是不错的健身运动，但不适合推荐给大多数人。

年龄问题呢？你是否会因为太老了而不适合运动？

数以百万计的人们误认为他们太老了、身材太走样了或身体太虚弱了，以至于无法获得来自运动的强大回春能力的优势，也无法让时光倒流！

让我们从最差的锻炼开始

有氧操或健美操运动是这一类锻炼的领导者！这肯定会激怒某些从业人员，并且因简·方达让它看起来很性感而被推动的有氧运动的神圣性也会被降低！事实是，漫长而无聊的有氧运动确实是最糟糕的锻炼，当然你想要知道为什么！

为什么有氧运动对你无益？

其中一个原因是它无聊极了！当然在你骑着动感单车或在跑步机上跑步45分钟期间，你可以听些欢快的音乐、观看美国有线电视节目或看电影来分散你的注意力。但比起无聊，更重要的是，有氧运动无法引发有效和持久的减脂结果。

它对健康有益处吗？答案是肯定的。但你能通过更短时间、更令人兴奋和鼓舞的锻炼来获得同样(乃至更多)的健康益处。如果你留心观察会注意到，甚至有氧运动广告也正在改变。

这个行业也赶上了科学潮流，明白短暂而激烈比起长时间而无聊要更好!

关于这个再多说一点……

乔伊的故事

我不是一个运动型的孩子，我没有运动型的父母或其他角色榜样引领我进入运动的世界。作为一个孩子，我曾经对运动的原始渴望只是要改掉青少年期的懒惰，其实我讨厌运动，学校的体育课让我感觉无法胜任和不安全。我觉得每个人在体育上都比我表现得好，而我的身材长得越来越不适合运动，所以我一点也不喜欢动用自己的身体。记得有一天体育老师叫我"番茄头"，这让我成了体育课的笑柄。在公共关系课上，我们必须跑上一些小山，我总是满脸通红上气不接下气。因此，与继续运动和开始训练相反，我选择随时避免运动。我每天骑车往返学校，这给了我每天一小时的时间在新鲜空气里做温和运动。虽然比没有要强，但远远不及参加团体运动或其他真正体育运动的强度，因此我对体育和运动的态度是——那是"痛苦和屈辱的"，我的信念是自己完全不擅长此道，我决定奉行温斯顿·丘吉尔的信条："没有体育。"

我在22岁时决定开始跑步。当时那个跑步大师乌尔里希·施特伦茨（Ulrich Strunz）在奥地利和德国很有名，我去听了他的一个讲座并被他所提出的每个人都可以学习如何跑步以及享受跑步乐趣的理论吸引了。我决定试一下。我从起初一次几分钟的与步行交替的跑步，到能够参加大量有组织的慈善跑步，最后打破了"没有体育"的限制性程序并第一次彻底享受运动！实际上我是如此沉迷于跑步，以至于我如果一天不跑步就会很难受。为了能在叫醒孩子们上学之前去跑步，我会在5：30起床，跑步是我的救赎、我的治疗和"我的时间"。我以为一切都在掌控之中，直到一个新年：像往常一样，早晨六点我已经在跑步了。当母亲出现时我刚回到家，我永远不会忘记她看着我，看到我冻结的睫毛和眉毛的样子(那天的温度是零下15度)，她对我说："你有没有问过自己，你在逃避什么?"砰！我惊呆了。我仔细审视着自己，注意到自己有多憔悴和骨瘦如柴，我看起来绝对不健康！今天我知道是跑步消耗了我的身体，损耗了我的身体储备并让我完全失去了肌肉。

那一天我选择停止这种颇为自我毁灭的行为，探究其中，找出什么是我不愿意看到的。这引发了我生命中一个重大的变革，我逐渐能够对付一些大问题了。

今天我意识到选择对的运动类型以及让生活各个领域保持平衡是多么重要。我不再每天跑步几个小时，而是注重在重量训练(让我爱恨交加的壶铃)、短时间的爆发力有氧运动(间歇性高强度)、日常伸展、瑜伽等锻炼日程之间保持平衡。结果是我看起来好多了，拥有更多能量，是一个更快乐、更和平和满足的人。我喜欢别人告诉我，与我相处更愉快了！

科学研究

首先，以下是关于有氧运动的研究说明：

Utter AC等人的研究，"饮食和/或运动对于肥胖妇女在身体结构和心肺健康方面的影响"，J运动营养国际组织，1998年9月；8(3)：213页。

在为期3个月的研究中，受试女性每天做45分钟有氧锻炼，每周5天，她们并没有比那些只是节食的人减去更多的重量！她们似乎是在浪费时间！

还有其他研究证明这不是侥幸！

里德曼等人的研究，"身体结构和脂肪分布进行或不进行锻炼对于限制卡路里的效果"，临床内分泌代谢杂志，2007年2月2日。

在这项研究中，受试者每天做50分钟的有氧锻炼，每周5天，结果再次证明他们并没有比那些只是节食的人减去更多的重量！

好吧，或许如果我们增加每天整整1小时的持续有氧锻炼时间，每周6天，那么有氧锻炼就能确实产生实质性结果吗？结果还是没有！

麦克蒂曼等人的研究，"运动对男性和女性的体重和身体脂肪的效果"，肥胖症杂志，2007年6月15日：1496~1512页。

在这一年的研究中，受试者每天进行60分钟的有氧锻炼，每周多达6天。（谁会有时间这么做？）在整整一年里他们仅仅减去平均1.5公斤重量！

哎哟！这可是大量的运动啊！312小时，也就是13天不停地进行有氧运动才减去不到1.5公斤的重量……这是有史以来最差劲的锻炼！

好消息

但我们可以松一口气！有一个更好的选择：

短促、激烈的抗阻运动将达到更好的效果。

事实上，最近发表在《欧洲应用生理学》杂志上的研究表明，15分钟激烈的循环阻力训练提高了整整三天的新陈代谢！仅仅用了15分钟！这才是你要寻找的锻炼方式：可行并具有很棒的长期效益。

更多好消息：长寿

其他关于间隔式运动的研究也发现了类似结果，短短4分钟间隔式运动就戏剧性地比那些长期伸展性的有氧运动创造了更多减脂效果，我(罗伊)甚至发现了更好的消息：在测量心率变异性(HRV)时，间隔式训练在提高心率变异性上比任何其他类型的运动效果都要好！为什么这很重要？你的心率变异性是测量两次心跳之间间隔长短的客观方法，间隔越大，你的寿命就越长，这意味着你的心脏更容易适应环境的变化。如果一个孩子拥有高HRV，他的心跳能很快从剧烈运动中恢复正常。你越是在运动中保持心率的恒定，这就是越糟糕的运动。这就是为什么相比于短距离冲刺然后恢复再冲刺，马拉松那样的长跑对你的HRV没有好处。所以如果你在做动感单车运动，最好是做6次1至2分钟的高负荷冲刺，在这之间有一些恢复时间，而不是以一个恒定的速度在自行车上骑一个小时。同样的原理适用于跑步机、椭圆机、登山和其他运动方式。

在持续减重方面，运动的强度比持续时间更重要

积少成多。发表在《美国健康促进》杂志上的一项新研究表明，短短几分钟轻快的体力活动就可以加强预防肥胖。"我们了解到的是，为了防止体重增加，活动的强度比持续时间更事关紧要，"研究人员杰西·埃克斯·范，犹他州大学家庭与消费者研究教授，在一项声明中说，"这种新的认识很重要，因为根据现行的体育活动原则，目前只有少于5%的美国成年人达到了每周的体育活动推荐水平。让人们了解即使是短时间的"活跃"活动就可以增加积极影响，对于促进健康是一个鼓舞人心的消息。"

目前，美国成年人被建议每周进行150分钟从温和到激烈的运动，使用加速计来测量这个过程，可以解释为每分钟获得2020加速器计数。

换句话说，这是你完成每小时步行5千米的激烈运动的水平。这项研究的数据基于全国健康和营养调查的部分人群，他们从2003年到2006年佩戴速度计，他们的年龄从18到64岁不等，包括2202名女性和2309名男性。研究人员将研究对象分组进行四个类别的运动强度：高强度长时间，高强度短时间，低强度长时间，低强度短时间。他们发现，即使是那些从事高强度短时间锻炼的人也体验到了体重指数下降的好处。例如对于女性，每天额外一分钟的高强度运动就伴随着0.07%的体重指数下降。

另外，由于每天增加的所有高强度运动，女性的肥胖概率降低了5%，男性则降低了2%。

运动和营养的统合功效

这才是真正的秘密……

没有任何锻炼能帮助你减肥，除非你获得必需的营养。不幸的是，营养是一个令大多数人抗争的领域，坚持长期的节食几乎是不可能的，但是，别害怕……睡眠减肥将打破这一循环，并带你走上一条前所未有的道路。

运动应该与例行公事区分开来，同时运用程序中的提示，你可以做短时间的激烈运动，而获得比长时间无聊的有氧运动更大的效益。

在高强度间歇训练之前先逐步练习

请注意，如果你的身材走样(你有一段时间没有健身)了，那么逐步练习(参见稍后关于步行的段落)则是至关重要的。迟早你会想要开始增加训练部分来获得高强度间歇训练的好处！因此一旦你振作起来，就准备好开始高强度间歇训练——这将是你在获得睡眠减肥程序后的最好方式(如果你是从零开始，那么通常这应该是在四周内进行)。

你怎么知道自己所做的事情是有效的呢？

你应该了解三种代谢信号来知道自己的努力是否有效还是只是在浪费时间。实际上当你遵循这三个信号，你可以在运动过后持续刺激新陈代谢来加速燃烧脂肪超过72小时。新的研究表明，当你关注这三个信号，就可以在短短6~15分钟内优化你的努力而产生你想要的脂肪燃烧、肌肉塑身效果。你在任何年龄都可以做到。我个人喜欢运动流汗，并且很少运动时少于20分钟，但如果没有时间或在旅行期间，我照样能在四分钟里得到同样的效果！所有的行动就是要获得"后续燃烧效应"！

另一方面是在工作时小休一下，一天之中利用小休时间做好几次的2分钟运动。

代谢信号1：触发后续燃烧效应……持续数天！

释放你的代谢能力来燃烧脂肪和塑造肌肉的首要关键是：喘不过气来。这是因为激烈的间歇训练带来的厌氧效果，这意味着进行高强度水平的锻炼能确保你的心肺功能被充分激活。

随着你越来越适应激烈的运动，要让你喘不过气来就需要更激烈的运动。你看，当你喘不过气来时，代谢警铃就被触发而释放儿茶酚胺，如今儿茶酚胺是众所周知的"油门"荷尔蒙，它们命令你的身体分解体内储存的脂肪，并将它燃烧成能量，给你的代谢之火加油。

《欧洲应用生理学》杂志2002年的一项研究显示，有一种特殊类型的短暂的智能锻炼能够让你喘不过气来，使你在之后的24～48小时里将代谢率提升至高达21%。这等于提升了好几天的脂肪燃烧，所以确保运动时你经常会喘不过气来！

代谢信号2：释放锻炼过程的燃烧效应

科学家们过去认为运动时所体验到的烧灼感只是废物(乳酸)累积的信号，相反的，《英国运动医学》杂志2009年7月的研究显示，烧灼感是一种触发脂肪消耗和肌肉生长的代谢信号，它通过示意身体释放人类生长激素——你的1号增进青春激素——来达成。人类生长激素负责创造光滑肌肤、无限能量、强壮骨骼和迷人身材。持续几分钟的有效锻炼就会释放这个代谢触发的风暴，引起人类生长激素和其他帮助时光倒流的抗衰老激素的激增。所以，如果你想永葆青春、充满活力和吸引力……注意燃烧效应！

我们的脂肪燃烧咒语

因此，当你感觉脂肪在燃烧，你可以在心里对自己说：

我正在燃烧脂肪，我是一个脂肪燃烧器，我会越来越年轻、越来越健康。我们称这为我们的燃烧咒语！

代谢信号3：提升你的情绪和动机

毫无疑问，当举起一些重东西时你已经体验到了这个信号。绷紧、喘气和爆发都标志着你在激活II型肌肉纤维。这很重要，因为2008年5月来自修米(Hulmi)等人的研究表明，这将引发睾酮的产生，无论对男性和女性都很重要。睾酮帮助女性强化骨骼、防止骨质疏松症，同时也通过缓解压力和焦虑造成了情绪上扬的效果。对于男性，睾酮增强驱动力和动机以及建立优良的肌肉塑形和强健体格。这是至关重要的，因为对于男性和女性，睾酮量会随着我们年龄的增长而暴跌。所以确定你撬动了有力影响；你不需要任何额外体重，当运用"智能"代谢训练时你自己的减重会运作得非常好(详见下文)。

我该如何开始?

如果每个人在做的运动都不能燃烧脂肪、产生效果……那要做的究竟是什么？答案是要喘不过气来，要燃烧，要强烈……全部在同一时段，同一项训练，以及尽可能少的时间里。

这里有一套示范重力和短爆发运动的常规动作，你今天就可以试试看，并以此来提高你的新陈代谢和减脂效果。每当我们旅行时附近没有健身房或者我们没时间去时，我们就喜欢做这套动作。

乔伊和罗伊的旅行锻炼:

跪式深蹲30秒

俯卧撑30秒

分并腿跳30秒

以上动作重复3到4次。

一段时间之后，你逐渐适应了，就可以将每项动作延长到1分钟！然后把波比操(burpees)加进去，目标是每个动作做1.5分钟，接着再做下一个。

你可以在我们的网站找到一个示范这些动作的短片:

www.christallin.com和www.sleepyourfataway.com

这项锻炼只需要6分钟，将会比你参加那些长期、冗长、无聊的有氧运动课程要燃烧更多的脂肪。

乔伊和罗伊的6分钟旅行锻炼优化了三个信号……

不是占用了你所有休闲时光的一小时，也不是让你像个疯子一样跳来跳去，使你的膝盖、肩膀或后背承担受伤的严重风险的超高强度"广告式"运动。

不仅如此，这些智能运动所提供的强大代谢刺激所激发的脂肪燃烧和肌肉塑形冲击波将持续到锻炼后的2～3天。

作为个人，乔伊和我运用各种形式的这类运动，见证了这类智能代谢训练在实际行动上所显示出的不可思议的效果。

研究表明，这些有效运动可以增加燃烧高达66%的卡路里，900%的脂肪(这不是印刷错误)以及82%的肌肉强健改善率。记住，更努力不一定会更好，更聪明才会更好。

罗伊的所爱：壶铃

如果你能在附近找到一个壶铃教练，你就会想要学习如何使用壶铃；你可以通过这个俄罗斯重量健身系统每天训练4分钟获得结果。对女人来说，你将塑造非常强壮的核心肌肉和臀部肌肉(想想坚实的臀部)，当运用得当时，它是我所知道的最强烈和最令人满意的训练。

每天的活动也能燃烧卡路里

总的来说，当我们看待运动时，重要的不是仅仅为了减肥而坚持锻炼，然后剩下的时间就看电视或坐在电脑前。那些最长寿的人有着积极的生活方式，他们修剪草坪，大量地步行；他们只在休息或交谈或吃东西时才坐下来！我们这里建议的高强度运动会让你更年轻，给你更多的能量，请明智地使用这些能量！

在坐着不动和积极活动两种生活方式之间，卡路里燃烧的差异是惊人的。

你会很高兴知道，只要每日积极活动就可以燃烧大量卡路里。

"研究表明，那些一天中积极活动的人可以额外燃烧300卡路里，"来自美国运动协会的运动生理学家、科学家皮特·麦考尔说，"超过12天，就会累积减掉大约1斤的额外重量。"

燃烧卡路里："纯粹(NEAT)"方式

麦考尔说，这些每天额外的300卡路里可以来自称为非运动性活动的生热作用，或纯粹(NEAT)方式，就是计算当你不睡觉、不吃东西或不做慢跑或其他体育运动时所消耗的能量。

纯粹(NEAT)活动包括步行或骑自行车，电脑打字，在院子里工作，打扫房子，甚至坐立不安也被当作是纯粹(NEAT)活动，它可以启动你的热量燃烧发动机。

这些活动通过增加你的代谢率来帮助燃烧卡路里。这就是为什么农业劳动者和手工业工人比起那些生活方式更悠闲的人们往往有更高的代谢率。事实上，每天通过纯粹(NEAT)方式燃烧的热量差异在体型相似的两种人之间可高达2000卡路里。

我们在荷兰住过一段时间，你能注意到那个国家绝对大数量的自行车。荷兰人喜欢骑自行车工作、购物，并且一直骑到老。他们即使在恶劣的天气也会骑车。试试逆风骑一个小时自行车——这可是大量的纯粹(NEAT)活动。而在美国，开车是人们最喜欢的交通方式，有时也是去上班的唯一方式。但如果有个机会让你骑上自行车，甚至只是在大自然中骑一骑，那就让它成为你休闲活动的一部分吧。

燃烧卡路里：统计燃烧量

纯粹(NEAT)燃烧的卡路里会越来越多——并且很快。

根据德克萨斯饮食协会媒体代表和公共关系协调员、科学家金佰利·鲁玛斯为德克萨斯的奥斯丁饮食协会所做的报告，一个体重136公斤的人在30分钟里可以燃烧如下数量的卡路里：

- 耙树叶=147卡路里
- 园艺或除草=153卡路里
- 搬家(打包和解包)=191卡路里
- 吸尘=119卡路里
- 打扫房间=102卡路里
- 与孩子玩耍(中等活动水平)=136卡路里
- 修剪草坪=205卡路里
- 散步=103卡路里
- 坐着看电视=40卡路里
- 骑自行车上班(在平地上)=220卡路里

燃烧卡路里：每天多一点

如果你想增加卡路里燃烧数量，那么一天里努力做更多的"自发运动"。最好的办法是减少坐着的时间，而让增加热量燃烧活动成为你的日常习惯。

以下事情可以增加你一天中的卡路里燃烧水平：、

- 走下大厅去见同事而不是打电话或发送电子邮件

- 走楼梯而不是电梯或自动扶梯

- 自己打扫房子而不是使用清洁服务

- 更频繁地带狗出去散步

- 骑自行车或步行上班而不是开车

- 把车停远点，然后步行更长距离到你的目的地

- 养成早晨或晚饭后散步的习惯

- 计划周末与朋友的徒步旅行

- 如果路程少于20分钟，就步行去商店而不是开车

- 如果你的房子有2层，每天多上下几次楼梯

- 每小时休息3分钟，做一些膝盖弯曲(下蹲)或俯卧撑或伸展运动

乔伊与罗伊的重点提示1

提高你的纯粹(NEAT)活动非常棒的一个方法就是一天喝3公升水(详见第十一章)；这极大地帮助我们离开椅子，因为喝了足量的水，我们必须每半小时去一趟洗手间，这里我们产生了两个动作：首先，要远离我们的桌子去洗手间，这迫使我们走较长的一段距离；第二个动作是我们花几分钟做些伸展或深蹲以及其他小运动，这有助于血液循环，清理思维。科学证实清空大脑会使它的实际运行更棒！这是大量喝水的额外好处，它实际上帮助你以不止一种方式来减肥！

重点提示2

可以考虑戴上计步器来跟踪记录你一整天步行的数量。一旦你了解自己每天平均走多少步，你就会为自己设定越来越高的目标，并寻找每天多走几步路的方式。在你意识到之前，你会发现自己已

经开始上下跑楼梯、志愿打扫门廊，找些理由去商店，你越是活动，就越想活动！你可以使用一些很酷的应用程序(App)来测量你的日常活动；用"智能手环(Jawbone Up等)"，它们还能测量你的睡眠效率。你可以马上在电脑下载你的日常活动得分并且每天着手提高它。

重点提示3

当你去购物或去办公室时，可以考虑把车停远一点。我们通常会寻找最近的停车位，但要是你习惯性停在一个街区之外会怎样呢！这会增加你的纯粹(NEAT)活动，同时帮助你建立一种积极的生活方式，当然有可能的话走楼梯会有更大的不同。看看还有哪些创造性的方法你可以去参与，以便增加每天的公里数或步行数，这样你的身体将变得更强壮、更健康。

建议步行的理由

我们讨论过高强度训练对减肥大有帮助，获得后续燃烧和激活更多激素让你的身体更年轻。

这是一种状态。真相是所有激活心率和刺激血液循环的活动都会对你的生命产生影响。原因之一是，通过你的一些身体运动刺激淋巴循环并开始燃烧卡路里，这对于想要减肥的你总是有利的。如果有可能的话，这就是排在骑自行车去上班和去杂货铺之后，步行可以作为首选运动之一。

步行是很棒又低强度的运动，但同时它还能提升你的情绪并帮助消化，还是平衡压力的好方法！如果你家附近有个公园，你可以每天开车去那里散步；如果你家附近有健行步道就更好，让步行成为你清晨或下班后的例行动作。

每天步行可以帮助你保持体形——如果你是肥胖或超重的，这是一种轻松进行的低强度运动；它还能使你的骨骼更强壮。

步行的五大好处

1. 步行有助于消化

根据发表在《纽约时报》的研究，餐后散步可以帮助消化和控制血糖水平。

另外，让身体远离餐桌消除了第2次、第3次或第19次回到那里的可能性。多年来，研究人员发现餐后散步，哪怕只有15分钟，也可以切实帮助消化和改善血糖水平。2008年的一项研究中，德国研究人员对人们吃了一顿大餐之后喝一杯意大利浓咖啡或餐后酒——例如白兰地酒或甜酒——或是在跑步机上缓慢行走进行观察，看看会发生什么。他们发现步行加快了食物经过胃部的速度，而那些饮料没有产生任何影响。

最低程度是饭后简短的步行，而不是窝在沙发里。饭后15分钟左右就可以改善消化并控制血糖。

2. 散步对你的骨骼有好处

当然你不会像进行负荷锻炼，如杠铃深蹲或引体向上那样增加骨骼强度，但步行仍然可以增进骨骼强壮。只是有个温馨提醒：不要边走路边发短信。发短信的人更容易发生意外，因为他们会失去平衡，对周围环境缺乏意识。

3. 步行是低强度的

如果你还没准备好做高强度间隔式训练(HIIT)，那么步行就是一个好的开始。

当你的目标是减肥，那就计划每天不少于20分钟的步行，如果你仍然在与你的食物斗争，沉迷于碳水化合物或其他垃圾食品，或者你仍在睡眠减肥程序的初期并且要持续强化结果，那么请将你的步行时间提高为每天一小时。每天走一万步是个好方法；配一个计步器，这样你就可以查看数据，用间隔式训练步行(IT)方式行走：开始以轻快的步伐，如此让你的心脏真正起泵，接着开始短暂冲刺，恢复之后再次冲刺，让你在行走时至少有六次冲刺，要么尽你所能地快走，要么就是小跑一段。

4. 步行改善你的情绪

我们知道不得不一坐好几个小时是不好的。科学研究表明，我们坐得越久，寿命就越短。即使当你每天运动一小时但同时又持续长时间坐着，你仍然在缩短寿命，同时抵消了日常锻炼的效果！

尤其是当你整天坐在荧光灯下，必须做许多电脑工作，处理大量邮件和无聊的会议，这些都会令人沮丧、感到压力。因此，定期去散步，只要你不是在交通堵塞的高速公路边行走，散步时遇到的新刺激和新鲜空气会帮助你冷静下来，给你带来更多创意和灵感。它有助于清理头脑，可以替代静心冥想的功效，在如今的社会我们都需要如此。这是一个提升心情的快速通道，也是很棒的身心排毒方式。

5. 步行是治疗懒惰和去除压力的好方法

没有理由不去散步，当你不准备做激烈运动的中坚分子时，步行是非常好的。通过步行，你仍然可以积极进取，它是在日常基础上完成的胜利。

如果可能的话，步行时加一些伸展运动。你就能保持身体柔韧、关节和肌肉的灵活性以及它们的正常运作。克服懒惰，步行是个救星。

第十四章 加速减肥的10条建议

如果你所关心的是你的健康或体重——无论你是要减重还是要获得健康或维持健康——营养都是最重要的。我们鼓励你以吃自己想吃的来开始，这对打破忍饥挨饿和暴饮暴食的恶性循环有着至关重要的作用，能够帮助你重建与身体智慧的连接。你必须学习听从身体的需要，区分情绪饥饿与真正的饥饿，学习掌控你的情绪状态，通过我们在第二章中所列出的简单指导，你就能够做到。

许下承诺并坚持到底

罗伊：我曾经对自己的外形和多余体重很不满意(主要是我的大肚腩和腰围)，同时又总找理由说是因为我总在出差，无法遵循健康的生活方式，无法每天运动，吃健康的食物。内心的某个部分知道我是在欺骗自己，就像是一个舒适区，里面的潜在对话是，生活已经如此紧张激烈，再加上运动和饮食的规范守则，这些并不会让我更快乐。然而每次在镜子里看到自己的大肚腩以及朋友们谈及此事时，又总让我内心冲突，直到有一天，3岁的女儿指着我的肚子问说这里面是不是有个小宝贝，我才意识到该是改变的时候了。下定决心捍卫自我形象使得这个想法得以开展和继续。这时我决定要找到减肥最成功的人并向他求助。接下来就容易了，我开始到处搜寻，我听说了希拉·格兰杰，于是减肥之旅开始了。在跟随希拉以及许多其他老师的学习中，我们一起找到最有效的方案，乔伊和我研发出了睡眠减肥程序，我减掉了所有多余体重，最终再次以自己的身体为荣。

我的减肥之旅开始于许下承诺，做出要改变的重要决定。如今我对自己的体重进行控制，减了18公斤，对于健康饮食、加强运动、控制零食的生活方式很适应，我认真遵循指导原则，重新决定吃进嘴里的东西！这一切都来自自我反思，看看到底什么是你在生活中真正想要的：只有当你清楚这一点时，你才能像火箭般奔向目标！

一旦你进入轨道，并发现这有多容易，你就可以进一步来考虑营养摄入与日常生活规律的问题。参与一个我们这样的整体计划，使你有机会诚实面对饮食、生活和情感方式。

这就是为什么我们请你在本书开始时回答一些有深度的问题，这样你就可以了解详细的现状。

持续成功减重的两个组成部分

要明白，为了健康到老，重要的是接下来的日子里让我们的生活方式造成的延迟业力影响最小化！

你的健康和体重由两个部分组成：

• 营养和生活方式

• 心理和情绪状态

营养与生活方式：健康生活方式的收益大约80%来自你的饮食，其余20%则来自运动。

生态食品对我们是有益的(对地球也是如此！)

健康饮食将为我们提供延年益寿的基础，它包括完全新鲜的食品，以及最好是有机和微加工的食品。

你要寻找的是什么？

以下是你在超市购物时需要寻找的高品质、促进健康的食物的标志，如果食品符合这些标准，那就最接近明智的选择，并且可以列在"真正意义上的食物"称号之下，它们都是良好健康以及变得苗条和保持苗条的基石：

- 无农药和无化肥培育(有机食品符合这个标准，一些非有机食品也是这样的)

- 非转基因(改良食物的长期影响是未经检验的)

- 未添加生长激素、抗生素，或其他药物(想想一些动物，比如牛和鸡)

- 不含任何人工成分，包括化学防腐剂(加工食品的染色剂和保鲜剂都对健康无益)

- 新鲜的(记住，如果在枯萎的有机食品和新鲜的一般食品之间做选择，后者会更好)

- 不是来自集中式动物饲养基地(这些动物的生活条件可不光彩，你不会想要动物们的应激反应激素来污染你的食物)

- 符合自然规律的培育(意思是动物们被喂食的是自然的食物，而不是谷物和畜产品的混合饲料，同时它们在户外放养并有足够的活动空间)

- 种植于可持续土壤(节水、避免疲劳种植，将动物排泄物变为天然肥料而不是环境污染物)

还有一个简单的原则：假如你无法辨识一个食品的成分，那就别吃它。

你必须明白，食物不是支持你，就是给你的身体带来问题，那样就会妨碍健康生活和苗条身材的回归啰。伟大的安东尼·罗宾斯说过：你的身体不是吸收就是排斥你所给它的！

你可以少量进食垃圾食品——但长期食用可能导致疾病，你的身体将被不堪重负的毒素所累。你正在着手的这个减肥计划将帮助你成为健康快乐的自然苗条之人。

我们期待的不只是减重，我们要所有的改变！

如果你喜欢这个主意，那你就上道了，因为这与你将收到的信息一致，你会发现自己开始喜欢天然食品，开始投资自己的健康和身体，加工食品和垃圾食品将失去吸引力！

你的心理/情绪状态的重要性

自由意志就意味着可以做任何你想做的吗？

我们拥有无视自然身体规律和需求的自由意志，你没有义务做任何事情，你不需要吃得健康，你不需要喝水，你想怎样就怎样，这看起来才是自由意志，对吗？

但事实不是这样的。当你还没意识到自由意志时，你头脑的一部分被某种方式程序化了：你拥有的信念并不是你的，你被训练以特定的方式进食，直到你忘了有其他方式。你的选择不完全来自你的自由意志，而是你潜意识模式的结果，换言之，经年累月中你所养成的许多习惯是以你的所见所闻为模板的，你的自由意志在小时候就被剥夺了：因为你必须照着父母的意思做事。你学习到的是听从既定的规则、习惯和体系，而非自己的身体。

我们要做的就是归还你的自由意志，你是唯一能决定如何选择的人。你将再次学习聆听身体的需求，并与之为盟，这样它就能恢复健康、尊贵、轻盈的状态，由此进入最佳身形。

我们为你研发的程序将清除负面作用而使你听从身体的智慧，摆脱旧有条件反射，找到最适合你的，渐渐地，你将发现什么能让你的身体感觉最棒，什么给你带来活力、使你健康。

你再次成为自己生命的主人。

漂亮的翻身仗

想象一下：你已经整整一星期坚持新的习惯并有了很大转变，这时你被朋友们邀请去参加晚宴，你点了美味的开胃菜、花式鸡尾酒，或许还借着少许过量的酒精的作用，你完全将新规则抛到了九霄云外……难道一点小甜点就破坏这一切了吗？好吧，这种逻辑有个名字："他妈的"效应。基本上，当你超出了为自己制定的界限，你就失去了控制并且将溃不成军。

研究人员测试这种效应，他们给参与者一片比萨，虽然分量是均等的，但有些切片看起来比其他切片大一点或小一点，吃完比萨之后，他们又请参与者试尝饼干，允许他们想吃多少就吃多少，那些相信自己吃了更大片比萨的节食者(或任何关注食物摄取量的人)比其他人吃了更多的饼干——事实上高出50%！

心理作用的影响力更有趣，倾向于过度饮食的人们如果吃到"大"片比萨会感觉更糟糕，而那些倾向于控制饮食的人们感觉会更好。这个实验向我们表明头脑是如何将任何事情合理化来欺骗我们的。

我们是情绪化的——任何时候都是

针对人们如何做出购买决定的广泛研究一次次地证明，我们是情绪的产物，我们做出情绪性的选择，然后再将它合理化，我们最擅长让情绪化决定听起来很有道理！

这里有一个关于这个理论的有趣证据：几年前，神经学家安东尼奥·达马西奥有个突破性发现，他对大脑的情绪生成部分受损的人进行研究，发现他们看起来很正常，除了不能感知情绪，他们都有一个共同的怪异之处：无法做决定。他们可以用逻辑术语描述他们正要做的事情，却很难做出一个即使是很简单的决定，例如吃什么。许多决定在正反两面都各有利弊——我是要鸡肉还是火鸡肉呢？没有合理的方式来做决定，这些受试者就无法做出选择。

因此在决策的意义上，情绪是做出选择的重要因素。实际上，即使是我们认为的逻辑性决策也是如此，最重要的选择可以说都是基于情感做出的。

这对我们的减肥方案意味着什么呢？

如果你正处于情绪兴奋或紧张的状态，你就不在能做出明智食物选择的理想状态。想想你最后一次吃有害健康的食品，回想当时你的情绪状态，当我们感觉沮丧、孤独、悲伤或焦虑时，一个冰激凌或一包甜甜圈是不是真的很诱人？现在来想想看，如果有方便简单的帮助你免于依赖食物而平衡情绪的技术，那该是多大的解放啊！你不再需要用甜品来麻醉你的情绪，而是以一种积极有力的方式来应对它们。

自我剥削导致暴饮暴食

当你过度限制自己的饮食，感觉你真的很想要的美味食物被剥夺了，你就更有可能摇摆到另一个极端。记住3D效应的触发词！节食、剥削和克制。你的潜意识只要听到其中一个，就会开始闹脾气……这就是为什么节食者常常会体重反弹而不是持续减重。你不必进入这个恶性循环，因为你正在学习如何处理情绪，而且还有例如虚拟胃束带和脑部训练这些众多的助益在支持着你呢。

学习以一个新的健康习惯替换一个旧的不健康习惯

慢慢地养成新的健康习惯，一次增加一个改变。将健康脂肪、纤维素和蛋白质混合在一起，让你饱食一顿营养餐，但是沉迷于美味要适度，你会感觉更满足(情绪上和身体上)，同时能够真正做出生活方式的改变。

习惯：你每天所做的大部分事情都是习惯，而习惯的精彩之处就是你根本不需要想起它来，你可以在开车的时候做今日计划，而不需要关注开车过程的每一步。

然而，习惯的黑暗面将在你企图改变它们时随之而来。因为习惯已经被强制连接于你的大脑，你的大脑创建了突触(一个神经系统中神经细胞相互连接的地方)，这确实让你的生活更轻松，但要改变一个习惯，你就要改变大脑中的一个突触，而这正是我们的工具所到之处：在睡眠减肥当中！你的大脑被训练去获得新的连接突触，并日夜不停创建健康的习惯。

以下是帮助你加速减肥的10个额外技巧

最难打破的习惯是你常常想要停止的那件事——例如不要再暴

饮暴食或是吃垃圾食品。

这些习惯之所以难以打破，是因为你通常会以不作为来替代有所作为，问题在于你的大脑并没有设计成支持你的行动，于是，每当来到你通常会采取行动想要制止的状况时，你的大脑就会建议你重复这种状况，这意味着你必须启动意志力来制止大脑推动你所要做的事。

帮助你改变习惯的三件事：

1. 用做另一件事来替换这件事

与其整天防止自己回归旧习惯，不如尝试养成一个能在同样情况下运作的新习惯。如果你正试图纠正咬指甲的坏习惯，那么就去买个指甲锉锉指甲，每当你又想要咬指甲时，训练自己去做另一个动作。吸烟者用一个更促进健康的习惯来替换他们(讨厌)的吸烟习惯时，戒烟通常会进展得更顺利。我们的一个朋友曾经是个大烟枪，当他决定戒烟时，他不仅吸烟，而且还过着极不健康的生活，吃垃圾食品，大量地饮酒，只在桌子、冰箱和床之间移动。当他戒烟之后，他决定全面打击这些不良习惯：他开始跑步，健康饮食。不到6个月，他不仅成功地戒了烟，更是达到了他可以参加第一场马拉松的合适身体标准。当我们问起他为什么走到如此极端的另一面时，他说："吸烟占据了我人生如此重要的一大部分，没了它之后，我感觉有点空虚，于是我决定用大量的好习惯来替换所有的坏习惯，我很快迷上了这美妙的感觉，甚至更陶醉于美好的事物……我从未感觉这么好过！"

2. 告诉一个朋友

你个人的动机很容易被打破，因此要寻求帮助。假如你正好开始着手生活方式的彻底改变，找一个也想如此的朋友，与他一起组成团队来工作，这样的话你就不仅是做出了承诺（假如我们许下公众承诺会让我们觉得更有义务要去坚持它），你还签约要负起责任，同时拥有了团队动力的促进，当你感觉又要回归坏习惯时，打电话给你的伙伴，让他/她知道情况，他/她会帮忙叫醒你的。

3. 喝一杯水，让自己思考一下

惯性想要自动运行，因此，当你试图改变你的行为时，让事情搁置一下，这样自动系统就无法工作了，做一些你通常不会在那一刻做的事情来打破这个惯性模式，比如喝一杯水，你可以让它做起来更复杂或更有趣，例如喝水时金鸡独立，或是做个俯卧撑再喝。

如果你正在努力减重，那么就重新调整厨房里的食品储备，调整的方向是，打破过去在家里吃东西的惯性模式，仔细考虑进食过程的每个步骤，这让你有机会养成新的行为习惯。

罗伊：我是一个很没耐心的人，我喜欢很快看到结果，没有什么比停滞不前让我更痛恨的，比如进入一个瓶颈接着就感觉什么也没发生了，这就是为什么我能通过为睡眠减肥程序寻找更有效的方法而把减肥带向另一个层次。这里面有我从别人的高见里精选的伟大点子，也包括我自己的一些想法，做一些简单的改变，无论是排除还是燃烧多余的卡路里，

172

在一整年的减肥计划中都会累积减重。在前一章中我们讨论过高强度间歇训练还有每天散步的好处，这些都应该列在你拥有健康和稳定苗条身材的计划当中。

关注细节

我学习到最重要的一件事是，对吃进去的东西保持觉知。这让我不断检视放进嘴里的是什么，并查看它们的热量。因此我清楚哪些嗜好会让我偏离正道，哪些根本不值得尝试。我过去在用餐时都会按照惯例喝红酒，后来发现这根本没必要，除非有什么庆典之类的。通过忽略或减少碳水化合物的摄取量，比如米饭(我的最爱)、玉米粥(我的另一个最爱)、土豆(爱死它们了)和面食(没有面食还怎么活呢)，我的减重速度快多了。如果实在想吃的话，我会有所限制而不是像过去吃那么多。我会盛更多的蔬菜和沙拉，在自助晚餐时"再来一点点"。时间一长，这些小事和效用都会积少成多。

爱好中的细节

假设你还能了解每天做点小事就能增进你的减肥成功，那会如何呢？这里有一些额外的提示能够让你在一段时间后焕然一新！

这7个主要提示会帮助你摆脱脂肪，就像在盛夏中让冰雪融化！

1. 零食：敌人还是朋友？

你必须改变吃零食的模式(习惯)，特别是当你的工作或生活环境充满了零食的时候，例如办公室提供的咖啡茶点，或是满屋子为孩子准备的"好东西"的家。

首先：清除

如果你知道自己无法抗拒巧克力、曲奇饼或松饼，就不要在厨房里大量储存，清除所有的诱惑，换上以健康为首选的食品。

其次：预算

如果你和朋友们或家人要去一个地方，那里会让你很难控制自己的食欲，在到那儿之前对你要吃的食物做个"预算"——并且坚持到底。

准备丰富的健康零食，比如一篮子苹果、橙子、葡萄，等等。也可以考虑把烘烤食物换成胡萝卜丁和芹菜丁什么的，做一个健康零食计划，结合少量的脂肪、蛋白质；比如在苹果片上涂点花生酱，一些核桃、杏仁、苹果干或芒果干，只要不过量，这些都是健康饮食的替代品。如果你在计算卡路里，做个算数会有帮助：0.45千克食物相当于3500卡路里，所以假如每天减少100卡路里，你就能在一个月左右减掉大约1斤体重。

2. 放弃所有高热量的调味品和糖分

真正的无糖是禁止在任何食物和饮食品中加糖(果糖、玉米糖浆等，都不行)。所以如果你去一家咖啡店，不要加任何糖浆。我们不是甜味剂的粉丝，但如果你非得加点什么的话，那就试试代糖吧，斯缇威亚(steevia)或是僧侣果更好，但你必须随身携带，因为大部分店铺不提供这些。长远来说，戒掉你的甜食口味会更好，这其实仍然是过去(你的童年)的阴影罢了。

避免沙拉酱：用芥末酱替换汉堡或三明治上的沙拉酱，并时刻保证沙拉就在旁边，这样你就能控制进食量了。

3. 装满蔬菜/沙拉

你的生活准则是餐盘的三分之二都是蔬菜或沙拉，三分之一可以划分给蛋白质或淀粉类碳水化合物(最好只有一样)，如果你决定吃第二盘(虽然你遵循睡眠减肥程序之后这是不可能的)，那么最好是整盘蔬菜，那些每天习惯吃五份或更多水果蔬菜的人减肥更成功。

4. 忌快餐食品

针对1713位拥有长期减肥成功经历的成年人的调查证明，每周去快餐店少于两次的人们，在减肥这件事上取得更大成功。假如你实在要吃快餐，请遵守规则三：装满蔬菜，吃饱了就马上放筷。因为那里只是提供快速餐饮的餐厅，而不是叫你快速吃，你只要保持觉知的进食就没问题了。

5. 忌高热量饮料

我们已经讨论过这个问题，你现在知道了水是最好的朋友，还能帮助你减肥。许多人都知道含糖的碳酸饮料会增加热量，但大多数人仍认为甜茶和果汁是健康的，这是个大错误，加糖的茶并不比苏打水的热量低，而且最好是直接吃水果而不是喝果汁。

6. 承担责任

最佳方式是有一个专业教练，如果你负担不起的话，就找一个伙伴或是支持团体来互相监督。做一个食品日记：持续检视你的日常食品选择只需要几分钟，却能让你的减肥加倍成功。(罗伊)我曾经测试特定食物对我身体的影响，基于此，我了解了什么是要全力避免的，以及多少量是我能消化的。

7. 点小份餐

特别是在你刚开始使用睡眠减肥程序时，你的大脑仍然需要时间来去除让你发胖的旧模式，因此马上开始点小份菜肴，并叫服务生去掉比如碳水化合物之类的食物，而把蔬菜加量。数据表明在餐厅点小份餐或是与人共享一份餐的人减肥更成功。所以可能的话，午餐这样吃：一份开胃菜，或是一个儿童餐——或是在你开餐之前先把一半的分量打包起来。

假如你习惯于点开胃菜，那就跳过这个部分直接点主菜，根据需要改变你的菜单，告诉服务生你的具体要求：不要碳水化合物，蔬菜加量(最好是不加调味酱)并放在主菜旁边，等等。

8. 庆祝你的成功

改变你的未来，你要相信你已经做到了！你要运用你的信念并建立自信，相信自己能够成功减肥的人确实减得更成功，你要如何获得信心呢？那就是当你做出健康的选择以及达成短期目标时给自己鼓励和赞赏。所有这些易行的小改变，时间长了都会快速增加你的减重数。

第十五章　睡眠减肥程序里有什么？

当你购买了我们的睡眠减肥程序套装，你会从下载包中获得应该遵循操作的一切资料。当你把文件下载到电脑之后，所有你需要做的就是：

- 复制音频文件到你的MP3播放器或智能手机
- 阅读指导原则
- 观看短片
- 接着开始!

你的程序套装中包含：

- 六个有声会话课程
- 说明对抗压力、情绪饥饿和食物欲望的技术策略的视频
- 一个带有指导原则、背景信息和如何发挥程序作用的电子综述小册子

我们还创建了一个额外的有声资料(7号：睡眠减肥维护程序)当你完成其他程序并将你的使用感言和前后对比的照片发送给我们之后，我们会将它作为一个礼物送给你。它是设计用来帮助你不偏离正道并保持你要的体重的。这个音频不包括在初始下载中。

音频1

虚拟胃束带的准备

在精神上做好准备减肥的第一步！要聆听一周这个会话，它让你做好思想准备来跟随指引并习惯我们的声音，它会让你在心理上缩小胃部尺寸来帮助做好安装虚拟胃束带的准备。此外，它将调整你的饥饿感适应减肥所需。

音频2

安装虚拟胃束带

人们常常告诉我们当他准备听这个会话时是多么兴奋。在听1号音频一周后，这个音频会带你到一个虚拟诊所做一个假想的拜访，以便让你的新朋友和助手适应你：虚拟胃束带。

体验你的胃收缩到一个橘子或一个较大的高尔夫球的大小，你将在生活中感觉到直接的效果，比如能够轻松地减少进食，减少饥饿，获得更多的能量，用心理力量来替代意志力减肥。

音频3

8小时睡眠程序：睡眠减肥

这个程序包括三个会话(每个约两个半小时)，它们分别标记着1、2、3，请务必按照顺序使用。因为在技术上不太可能把8个小时的录音放入MP3播放器中，所以我们不得不把它们分开。这是我们独特程序的核心：在睡眠中减肥！这个核心部分使得我们的程序独具一格，同时是我们所知最有威力的减肥系统。你将在睡着时增进新陈代谢，成为高效的脂肪燃烧器，你还会梦到自己拥有并保持想要的体重。只要把这个音频当作背景播放(不需要耳机)，然后睡觉，想象着你拥有私人睡眠减肥治疗师，他／她就坐在床边帮助你解决所有导致你暴饮暴食和燃脂减少的问题。就这么简单。你会在每个早晨醒来时拥有更多的能量与快乐，同时变得更积极。

音频4

正面肯定的高速的下意识信息

你可以把这个音频当作背景音乐来听。在你工作时训练大脑，它将帮助你保持动机并聚焦在健康饮食和更多的运动上。这个音频直接作用于你的潜意识心灵而不会受到表意识的干扰，它用简单而有威力的方式避开了头脑的批判性思维。当你的潜意识心灵在接受积极确认和授权信念时，表意识听到的只是轻音乐。许多人报告说，当这些音乐作为背景播放时，他们感觉到非常快乐和振奋。你可以在工作或休闲的任何合适的时间播放这个音频。

音频5

强化活力的会话课程

任何时候当你遇到挫折或需要提高能量或积极性，这个短音频就能提升你的情绪，帮助你保持快乐和积极。这是日间聆听的理想音频，也是休息一会儿或睡个午觉的完美"借口"。只要聆听这个音频，训练你的大脑以更有利和更支持你的方式起反应，你就可以——在几分钟内——从紧张压力的状态转化为平安喜乐的状态。

音频6(不包括在你的初始下载中)

睡眠减肥维护程序

当你减去了所有想要减掉的体重，这个维护程序帮助你持续保持想要的体重。

我们还添加了让你身体返老还童的暗示，使你感觉更健康、身体更年轻。

指导方针：

指南小册子

这本小册子说明了生活方式改造的六个原则，这些原则将帮助你减肥并让你优雅、放松和快乐地达成目标，同时不用节食，没有药物，不需要意志力。你读过一次就会获得改变生活需要的基本知识并将饮食斗争抛在脑后。在这里，我们还会分享如何最大效果地使用你的程序，并解释什么时候该听哪个音频。

视频

进入视频：情绪平衡技术和饥饿压力点。

通过短片来学习如何在不到两分钟里转化你所有的情绪以及重新掌控局面。第二个短片讲解饥饿压力点，帮助你更慢、更有觉知地进食，这也是很棒的"欲望破坏者"。

不需要意志力——只要心灵力量。

如你所见，这个套装是全面而别具一格的，它包含了你减肥和永久保持体重所需的一切，没有其他东西再需要购买，没有其他事要做了。但是，请保证完全遵守：

重要提示

鉴于该程序可以如此简单和毫不费力地照着做，所以请你确保使用所有的部分！这是一个革命性和根本性的整体方法，你只要遵循简单的指导方针，请不要因为你觉得它不重要而跳过任何一部分——相信我们：每个指南和音频都是你获得最大效益的根本！

结语：你真的想要苗条并且终生保持吗？

恭喜！你已经读完这本书；谢谢你包容和相信我们！或许你也看过其他关于减肥、饮食和改变生活方式的书籍，我们相信——基于我们的研究——我们已经创建了一个对任何认真对待减肥和保持体重的人都有效的方法，这不是为那些想要快速解决然后又回到他们最初创造所有问题的旧生活方式的人准备的。

我们不是食品行业从业者，不会向你推销药片和花哨的低热量饮食；我们是整体生活教练，因为获得众多成果而建立了我们良好的声誉。我们在世界各地为健康专业人士、整体医生和公众开办研讨会。

我们面向的是商人、运动员和名人，以及所有想要变得更苗条、健康、快乐和成功的人。

因此，如果你是真正承诺要获得成效，那你就必须来对地方。

现在轮到你了：采取行动，到我们的网站订购程序，它的费用是你负担得起的，性能是可靠的：www.sleepyourfataway.com。作为附加价值，你会注意到生活中许多好的转变。我们客户的使用成果显示，他们变得更健康、快乐并且拥有更多生活乐趣。

我们祝你一切顺利，期待你的成功故事！

爱你的，

乔伊·马丁纳与罗伊·马丁纳

助力资源：我们将如何帮助你

研讨会和工作坊

我们在全球各地进行主题广泛的研讨会及工作坊，所有关于健康、活力、幸福、个人发展和成功都在此列。你可以在www.christallin.com和www.joymartina.com的免费简报上提交报名。我们还有更多关于个人发展的产品，我们在欧洲作为这个领域的领导者有二十多年了。

通过Skype做个人咨询：追求成就者和真正承诺者的首要选择

因为我们的时间非常有限，我们只能接待少量个人客户，大多数情况下，我们两人一起为一位客户工作。我们主要为公司高管和有影响力的人士提供教练服务，因为他们可以在组织内做改变并影响上千人。更多信息参见：www.theultimateresults.com。

我们很荣幸能够协助世界各地许多的高端客户，并看到他们的生命绽放和成长。遗憾的是，我们尚未发展出一种使我们自身能力倍增的方式来帮助所有联系我们的人。因此，由于缺乏时间，我们有时不得不拒绝客户。如果命运让我们与你相遇，我们将带领你在一年中最少六个月时间里进行所有需要的改变来确保你的成功。

如果你想要安排个人咨询，请发邮件给我们：

joeymartina@christallin.com或support@christallin.com

我们将尽最大的努力尽快回复你的邮件。

企业战略咨询

我们提供的另一个服务是企业战略咨询。

我们有来自世界各地的客户，他们都是决策者，他们想把公司带到一个更成功和更能盈利的水平，同时热衷于用一种积极的因果方式进行。我们可以在一些重要决策上提供建议，比如雇佣关键人员，在某个领域做更多投资，发现公司管理不善的部分。我们的客户在很短的时间内就会得到答复，因为当需要采纳重要决策时，时间是至关重要的。我们可以随时准备并协助谈判与公司会议。

附录：开始你的旅程

步骤1：为自己准备一本神圣的日记本。

步骤2：在日记本上写下这些问题的答案，每个月回顾它们！

你现在在哪里？

（以下这些问题能帮助你反映此刻你在哪里：请把你的答案写在日记本或一张空白的纸上！）

- 在一整天中你具备多少能量？什么时候你感觉最累？

- 你通常的压力水平如何？在晚上容易入睡吗？睡眠充足吗？你早晨醒来时感觉神清气爽还是要把自己硬拖起来呢？

- 你"需要"一杯葡萄酒或啤酒还是只是偶尔会喝酒呢？

- 你喝的水够吗？（每天喝2～3升）你喝减肥饮料吗？（这种饮料中的糖分被换成有毒副作用的人工甜味剂。）你能没有这些饮料而轻松度过一周吗？你能用喝水来代替那些含糖和咖啡因的饮料吗？

- 你对你的健美水平感到满意吗？你锻炼吗？你能爬楼梯吗？你能长距离步行而不会大喘气吗？你能在与孩子们玩耍时不觉得自己像个老男人/老女人吗？

- 你最大的情绪按钮是什么？什么时候以及什么情况下你会觉得最烦躁？人们做什么会让你感觉紧张？你最后一次失去冷静是何时？你当时是如何反应的？

- 你的情绪是如何影响你的饮食习惯的？有压力时会吃得更多还是吃得更少？当你失去身心平衡时，你会选择哪种类型的食物？

- 你渴望的食物是什么？你吃点心的原因是什么？什么食物是你最难舍弃的？

- 什么食物是你家庭的传统？哪些食物是你父母从来没有做过的？

- 你记得小时候作为奖赏的食物是什么吗？什么食物对你而言是"特别的"？

- 你用食物来奖励自己吗？如果是，你通常会选择什么食物？当沉迷于这些奖励食物时你感觉如何？

- 你在用餐后通常是什么感觉？你会觉得有活力和开心，还是更累或有罪恶感？

- 你多久会为自己安排一个时间计划表呢？你花多少时间为自己做事呢？你在属于"自己的时间"里会做什么？

- 你花多少时间投入到你最重要的人际关系(在你自己之后)——跟你的伴侣、孩子和所爱的人们？你会怎么度过这些时间？你觉得跟他们在一起的时光是有品质的吗？这会让你收获情感上的回报吗？

- 哪个关系造成了你最大的压力？什么可以让你解除这个压力？是什么阻碍了你创造和平或是说出你的真心话？

- 你最大的恐惧是什么？你破坏和拖延自己进步的方面是哪些？你该停止做什么？

- 如果你可以在生活中选择五个神奇的改变，它们会是什么？许多人会说更多的钱和减肥，那么你其余的三项选择是什么？

以下是我们最喜欢的一些更深层次的问题：

- 我们从错误中学习，但我们总是害怕犯错，其中的真相是什么？

- 如果你知道自己不会失败，还会有什么风险呢？

- 你最大的优势是什么？你最近的行动是否展示了这种优势？

- 你生命中最珍惜的五件事是什么？

- 如果你不知道自己多大了，你想要自己是多大？

- 什么时候你会停止计算风险和回报，就是单纯地去做一件事？

- 你最近什么时候觉得最有激情和生命力？

- 你与什么有最深的联系？为什么？

- 你会给刚出生的孩子一条什么忠告？

- 失败和从未尝试——哪个更糟糕？

- 为什么我们会做不喜欢的事情，又像是我们从来没做过一样？

- 你在逃避什么？

- 在一生中，什么工作/原因/活动会让你很开心地起床？你现在，正在做这件事吗？

- 当以上一切都回答和完成了，你会言过其实吗？

- 你最感激的是什么？

- 你愿意去改变的一件事是什么？

- 你发现你在影响世界还是世界在影响你？

- 你正在做你所相信的或是在设定你要做的吗？

- 你承诺什么？

- 哪个是你更担心的——把事情做对还是做对的事情？

- 如果快乐成为国家货币，什么工作会让你富有？

- 假如你有想要结交的朋友，你是否也是那样的人呢？

- 有没有任何事情在几年前曾经让你沮丧而至今仍然很重要呢？有什么改变吗？

- 你宁愿做更少的工作还是做更多你享受的工作呢？

- 你需要什么认可才能向前移动呢？

- 说真的，如果你去做它，你会失去什么？

- 如果世界上没有任何的批判，你的生活将会有什么不同？

- 我们总是在做选择，你正在为自己的故事做选择还是在为其他人呢？

把这些问题(来自布莱克·亚历山大·哈默顿)的答案写在一张白纸上或你的减肥日记上。不要因为目前的答案评断或打击自己。这个练习帮助你评估现状，而更重要的是帮助你确定未来的目标。

设定你的新目标

现在到了有趣的部分！拿出另一张纸写下101个你希望实现的目标。尽可能精确，要有勇气！包括你生活的所有部分。在这一生你想要实现什么？在离开地球之前，你到底要完成什么？在写下直接冒上心头的这些目标之后，比如一所新房子、车子、减肥等，你将会惊讶于随之而来的奇迹！

　　杰克·坎菲尔德在他的国际畅销书《成功法则》中提出了写一本目标书的精彩建议。去买一个日记本或者剪贴簿，每个目标创建一页，每一页都有有趣的说明：从杂志上剪下图片或使用照片，让它看起来像一场视觉盛宴！

　　根据吸引力法则，你的目标日记本(连同你的身体愿景板)将成为你潜意识心灵和宇宙共同遵循的剧本。

　　写下你的目标时，注意你界定它们的方式，你不能只是写下你的愿望——你必须十分清楚地向宇宙下订单！所以不要写："我要变健壮"，而要写："我要在某某时间(选择一个日期)做到10分钟跑1.6千米"。也要确保你设定了一些延展性的目标——也就是让目标的实现成为你成长和发展的一部分。设定几个会使你有少许不舒服的目标是个好主意，就是那些需要你学习一些新技能并走出舒适空间才能达成的目标。

(京)新登字 083 号

图书在版编目(CIP)数据

睡着也塑身:超越心灵减肥法 /(荷)马丁纳,(荷)马丁纳著;李戈泉译.
—北京:中国青年出版社,2015.8
书名原文:Sleep your fat away:Train Your Brain to Lose Weight Effortlessly
ISBN 978-7-5153-3434-9

Ⅰ.①睡… Ⅱ.①马…②李… Ⅲ.①女性–减肥–基本知识
Ⅳ.①R161

中国版本图书馆 CIP 数据核字(2015)第 133494 号

北京市版权局著作权登记号:图字 01-2015-1697
Copyright ⓒ 1999 by Antonio Damasio
All rights reserved.
中文简体字版权 @ 中国青年出版社 2015
版权所有,翻印必究

睡着也塑身:超越心灵减肥法

作   者:[荷]乔伊·马丁纳 罗伊·马丁纳
译   者:李戈泉
责任编辑:张瑾 吕娜

出版发行:中国青年出版社
经   销:新华书店
印   刷:三河市君旺印务有限公司
开   本:700×1000 1/16 开
版   次:2015 年 8 月北京第 1 版 2015 年 8 月河北第 1 次印刷
印   张:12.5
字   数:100 千字
定   价:39.00

地   址:北京市东城区东四 12 条 21 号
中国青年出版社 网址:www.cyp.com.cn
电话:010-57350346/349(编辑部);010-57350370(门市)

本图书如有印装质量问题,请凭购书发票与质检部联系调换 联系电话:(010)57350337

《睡着也塑身》 读者调查

感谢您参加本次读者调查活动，传真或邮寄此页(附购书小票)回编辑部，即可获得神秘礼品一份（数量有限，赠完为止）。参加此次活动者还将通过邮件不定期收到时尚生活编辑部最新出版信息，敬请期待！

Step1您的基本资料

姓名：_____ 性别：□女 □男

年龄：□20岁及以下 □20-30岁 □30-40岁 □40-50岁 □50-60岁

电话：_____ E-mail：_____

学历：□高中（含以下） □大学 □研究生（含以上）

职业：□学生 □教师 □公司职员 □机关 □事业单位 □媒体 □自由职业

Step2您对本书的评价

您从哪里得知本书的信息：

□书店 □报纸 □杂志 □电视 □网络 □亲友介绍 □工作坊 □瑜伽馆 □其他

读完这本书您觉得：

内容：□很吸引人 □还好 □枯燥(请说明原因)_____ □您的建议_____

封面设计：□够酷 □还好 □没注意 □不好(请说明原因)_____

□您的建议_____

价格：□偏低 □合适 □能接受 □偏高 □您的建议_____

Step3您的建议

您喜欢哪种类型的书籍：

□经管 □心理 □励志 □社会人文 □传记 □艺术 □文学 □保健 □漫画

□自然科学 其他_____(请补充)

您不喜欢哪种类型的书籍：

□经管 □心理 □励志 □社会人文 □传记 □艺术 □文学 □保健 □漫画

□自然科学 其他_____(请补充)

您给编辑的建议：_____

地址：北京市东城区东四12条21号　中国青年出版社时尚生活编辑部

邮编：100708　　传真：010-57350335